精经永通
系列科普

睡个好觉

失眠症的中西医结合治疗

主编 孙喜蓉 童 捷 高利民

上海科学普及出版社

上海市浦东新区"国家中医药发展综合改革试验区"建设项目
（PDZY-2022-0501）

上海市浦东新区卫生健康委员会临床精神病学重点学科
（PWZxk2022-18）

上海市浦东新区科技发展基金民生科研专项（医疗卫生）项目
（PWJ2023-Y78）

本书编委会

名誉主编 赵　辉

主　　编 孙喜蓉　童　捷　高利民

副主编 张　洁　闵海瑛　秦　瑀　杨　屹　孙一颖

编委名单（按汉语拼音首字母排序）

序

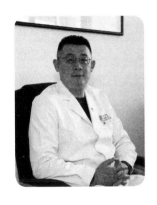

英国作家塞缪尔·巴特勒曾说："睡眠，是死神的兄弟，生命的朋友，同时又是给疲劳的大自然以恢复活力的补品"；睡眠医学之父威廉姆·德门特认为"我们需要睡眠的唯一理由其实非常牢靠，那就是我们会犯困，会变得想睡觉"。在 20 世纪 90 年代之前，人们普遍不会把失眠当成疾病，很少人把睡眠障碍当成疾病去治疗，把缺觉导致的问题归结为其他原因。其实，与进食和饮水一样，睡眠是人类不可或缺的本能活动，是人们保持充沛精力的重要来源。

随着生活节奏的加快和老龄化社会的到来，睡眠问题的困扰正日益加剧，对我们的心理和生理健康产生极大的威胁，严重影响我们的生活质量。国务院发布的《"健康中国 2030"规划纲要》等重要文件中也明确提出建设健康中国的战略主题，指明了提升全民健康水平将作为我国卫生体系改革的未来方向，推进我国睡眠医学的大力发展也是其中不可或缺的重要组成部分。

据中国睡眠研究会统计显示，我国目前睡眠疾病的诊断率仅占1%，睡眠保健知识的普及率与目前人民群众迅速增长的健康需求存在较大差距。同时，各个年龄层次的人都可能存在失眠，过去以中老年人群为主，如今逐步转向儿童或青少年，这与学业压力、人际沟通以及家庭环境有关。《睡个好觉——失眠症的中西医结合治疗》一书收集来自公众最为关心的睡眠问题，通过浅显易懂的方式去普及中西医睡眠健康知识，通过专业医务工作者的解答，从"治已病"转向"防未病"，真正实现健康睡眠。

最后，特别鸣谢上海市浦东新区卫生健康委员会、上海市浦东新区"国家中医药发展综合改革试验区"建设项目、上海市康复医学会心身康复专业委员会、上海市浦东新区医学会精神医学专业委员会的大力支持，感谢同济大学附属精神卫生中心、上海市浦东新区精神卫生中心所有编委的辛勤付出。同时，向关注并携手致力于医学科普事业发展的上海科学普及出版社表示衷心的感谢！

同济大学附属精神卫生中心

院长 主任医师

上海市浦东新区精神卫生中心

院长

2024 年 6 月

前言一

　　在生活节奏越来越快的今天，睡眠健康逐渐成为衡量我们生活质量的重要指标之一。随着工作压力、社交活动和社交媒体的增加，我们发现自己越来越难以获得充足和高质量的睡眠。失眠、熬夜等问题已经成为现代社会中普遍存在的挑战，给我们的身心健康带来了负面作用。从生命孕育、发育、成长、衰老的全生命周期中，我们有三分之一的时间都在睡眠，如果拥有高质量的睡眠可以让我们获得充沛的体能，足以应对富有挑战的社会生活，也将助力未来的人生发展。

　　在国务院印发《"健康中国2030"规划纲要》中明确指出"共建共享、全民健康"这一健康中国的战略主题，以全面提升人民健康为中心，以预防为主，中西医并重，把公众健康作为我国现阶段健康事业发展的重要内容，关注睡眠健康，强化早诊断、早治疗、早康复，实现全民健康。尤其当遭遇突发公共卫生事件的时候，如何时刻保持良好的睡眠和稳定的心理状态，可能是我们如今更需要关注的重要问题。

　　结合当今时代变迁的需求和广大读者日益增加的睡眠健康保健意识，继"精经乐道"系列科普丛书《从"心"开始，告别忧愁》《敞开"心"扉，悦纳人生》之后，我们再次倾情推出《睡个好觉——失眠症的中西医结合治疗》。本书从中西医结合的视角详细阐述失眠症的影响因素、临床症状、分类标准、药物治疗、中医调理、预防保健等，以通俗易懂的表达方式，让广大读者能了解失眠症的最新中西医诊疗方法。书中所述内容均来源于医务人员的临床实践与诊疗经验，聚焦失眠症的中西医结合治疗这一主题。因篇幅所限，可能仍有部分问题无法详尽表述，如有遗漏之处，望广大读者理解和指正。

　　本书在历时一年的编撰过程中，得到了各方的大力支持。在此，感谢上海市康复医学会心身康复专业委员会、上海市浦东新区医学会精神医学专业委员会、上海市医学会精神医学专科分会、上海市医学会行为医学专科分会、上海市女医师协会医学科普专委会、上海市医院协会精神卫生中心管理专委会、中国女医师协会心身医学与临床心理学专委会的指导；感谢上海市浦东新区"国家中医药发展综合改革试验区"建设项目（PDZY-2022-0501）、上海市浦东新区卫生健康委员会临床精神病学重点学科（PWZxk2022-18）、上海市浦东新区科技发展基金民生科研专项（医疗卫生）项目（PWJ2023-Y78）的支持；感谢本书所有编委认真细致的编撰工作。

　　我衷心期望通过我们专业科普，提升全民睡眠健康水平，让我们能睡个好觉！

同济大学附属精神卫生中心
上海市浦东新区精神卫生中心
副院长
2024 年 6 月

前言二

    失眠是一种常见的睡眠障碍，影响着全球数百万人的生活质量。无论是因为工作压力、情绪问题还是生活习惯，失眠都会给人们的身心健康带来负面影响。有时候，睡眠问题看似渺小，但也足以影响整个人体系统，它可以使人寝食难安、焦虑抑郁、激越高涨……然而，人们对于失眠的认识和了解却并不足够，特别是当真正面对失眠问题时，往往无从下手，到处寻求解决方法而不能有效改善，顿感无助和困惑。

    《睡个好觉——失眠症的中西医结合治疗》是基于中西医结合理论，以中医内科学、精神医学、心理医学、专科护理学、精神药理学等多学科视角，从失眠的定义和分类开始，介绍失眠的常见症状和影响，探讨失眠的原因和诊断方法，以及阐述失眠的治疗和预防措施。我们将结合最新的科学研究和临床实践，为读者提供全面、权威的信息，帮助他们更好地应对失眠问题。

    本书旨在为读者提供关于失眠的中西医诊疗理论和实用建议，帮助大家更好地理解失眠的原因、症状和治疗方法。通过深入探讨失眠的相关知识，我们希望能够帮助读者更好地认识自己的睡眠问题，并采取有效的措施来改善睡眠质量。无论您是长期饱受失眠困扰的患者，还是对失眠问题感到好奇的读者，本书都将为您提供有益的帮助和指导。希望通过本书的阅读，您能够更好地了解失眠问题，找到适合自己的解决方案，重拾健康的睡眠，享受高质量的生活。

在此，特别要感谢编委会所有工作人员的辛勤付出，感谢他们为精神医学科普做出的努力和贡献。同时，也感谢上海市康复医学会心身康复专业委员会、上海市中西医结合学会精神医学分会、上海市浦东新区医学会精神医学专业委员会的指导。我们期望始终致力于认真做好睡眠健康的科普工作，努力为广大读者提供专业、细致的中西医诊疗服务，成为您学习、生活、工作中时常相伴的伙伴。

祝愿您拥有甜美的睡眠！

童捷

同济大学附属精神卫生中心

上海市浦东新区精神卫生中心

副主任医师　心理治疗师

2024 年 6 月

前言三

　　随着现代社会节奏加快、竞争加剧以及关系的纷繁复杂，失眠的发病率越来越高，年龄也越来越年轻化，甚至初中生、高中生的失眠发病率也在提高。如何可以睡个好觉已经成为影响健康的重要因素之一。

　　本人作为一名失眠专科医生，每天门诊上都能遇到大量不同的失眠患者，虽然各有各的原因及发病经历，但总结下来，不外乎两类：第一类是本身具有易感因素，比如性格追求完美、争强好胜，或者体质易焦虑等，在遇到应激事件刺激后，开始过度关注失眠，从而导致越担心睡不着越睡不着，越睡不着越担心，周而复始、恶性循环，渐渐地把自己从一次偶然的失眠折腾成一个慢性失眠患者。第二类是对睡眠错误的认知和行为导致失眠，比如有些人觉得自己一定要睡够 8 个小时，所以会出现提前上床等睡觉和赖床补觉的坏习惯，从而慢慢形成躺在床上就清醒的不良条件反射。还有一些人认为躺在床上眯着就可以弥补睡眠时间的不足，这反而导致睡眠动力不足、睡眠质量不好。

　　想要睡个好觉，首先要正确地认识睡觉。睡觉是一个自然而然的生理过程，是一种本能，就跟吃饭一样，是人天生的本领，没有必要在睡觉的时候特意把灯关掉、把窗户关严。年龄不同睡眠时间需求也不同，即使同一年龄段的人睡眠需求也不同，只要早晨醒来，感觉头脑清醒、精力充沛就说明睡眠足够了。其次，正确地认识失眠是怎么发生的。我们需要认识到失眠是由于各种各样的事件刺激之后而出现的正常的生理性反应，但往往由于过度关注失眠，担心失眠造成的各种不良影响，从而产生了不良的情绪（担心、害怕、恐惧等）和错误的认知和行为（认为睡不好觉就对身体有损害、就什么事情也做不了等），逐渐地不良的情绪和错误的认知、行为替代了最初引起失眠生理反应的事件，这样失眠就从一个生理反应而演变成一种疾病状态。我们需要认识到由于种种原因任何人都会偶尔出现一两次失眠，大部分人并不会去关注它，然后便自然回归到正常的睡眠状态，而少部分人开始有了一种恐惧心理，唯恐晚上睡不好觉，出现对睡眠的过分关注，甚至担忧。在不断的自我暗示下，偶然现象逐渐成为固着症状，也就是把一次偶尔失眠折腾成一种疾病状态的过程。最后，需要了解失眠常用防治方法，从而当自我调整无法改善失眠状态时，可以及时采取正确的治疗方法，比如心理治疗、西药、针灸、推拿、中药等。

　　本书从西医、中医不同的医学体系切入，从发病因素、发病机理、防治措施等角度由浅入深，从知识普及到专业治疗层层递进，从而让读者能够更加专业、深入、系统地了解睡眠，掌握如何可以睡个好觉。希望读者朋友们通过阅读本书可以预防失眠的发生，或者改善自己失眠的状态，拥有如孩子一样甜美的睡眠。

高利民

同济大学附属精神卫生中心

上海市浦东新区精神卫生中心

中医科负责人

2024 年 6 月

目　录

篇一

失眠症的西医治疗

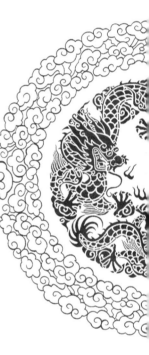

良好睡眠，健康之源

"世界睡眠日"起源于 2001 年，旨在唤起全球对睡眠重要性和睡眠质量的关注。国际精神卫生和神经科学基金会将每年 3 月 21 日定为"世界睡眠日"，2003 年中国睡眠研究会把"世界睡眠日"正式引入中国。2023 年 3 月 21 日，第 23 届"世界睡眠日"的主题是"良好睡眠，健康之源"，意欲呼吁人们更加重视睡眠问题，增强自身免疫系统，保持身心健康。

一、良好的睡眠意味着什么？

根据中国睡眠研究会调查显示，新冠疫情期间，人们居家时间变多，但整体入睡时间却延迟 2~3 小时，对睡眠问题的搜索量增长 43%。睡眠问题已越来越受到人们的关注，良好的睡眠对人类健康的重要性不言而喻。

1. 良好的睡眠就是免疫力

新冠疫情让我们更加重视自身免疫力，良好的睡眠可以激发机体免疫系统，促进加快细胞新陈代谢，抵御外来病原微生物的侵害。

2. 良好的睡眠就是生产力

美国的一项睡眠状况调查显示，失眠症每年造成将近 632 亿美元的损失。良好的睡眠，可以带来良好的情绪、独特的创意和正向的工作力，提升生产效率。

3. 良好的睡眠就是生命力

良好的睡眠对青少年来说意义非凡，因为 80% 的生长激素在睡眠过程中分泌，并且在入睡后 2 小时达到峰值，能加速青少年身高的增长，有利于大脑神经系统的发育。

4. 良好的睡眠就是创造力

德国的一项研究显示，睡眠时大脑会对已有的记忆进行重构和整合，对学习内容和实践技巧进行加工储存，可能对问题产生更多的认知。因此，良好的睡眠有助于改进人们的洞察力和解决问题的能力。

二、倡议：让我们每天多睡一小时

当前，我国超过 3 亿人存在睡眠障碍，其中超过 3/4 的人在晚上 11 点后方能入睡，近 1/3 的人需熬到凌晨 1 点后才能入睡。正常睡眠节律包括五个阶段——入睡期、浅睡期、熟睡期、深睡期和快速眼动期。其中前四个阶段需经历 60~90 分钟，均不出现眼球快速跳动现象，统称为非快速眼动睡眠（non-rapid eye movement sleep，NREMsleep），人体在此阶段心率、血压、体温、呼吸和肌张力逐渐降至最低水平，能快速起到精力恢复和身体复原的功能。而在快速眼动睡眠（rapid eye movement sleep，REM），大脑处于活跃、多梦的阶段，通过快速眼球运动提升记忆力和反应力。同时，每天多睡一小时可使身体质量指数（body mass index，BMI）减少 0.35 kg/m^2，有效降低收缩压 14 mmHg 和舒张压 8 mmHg。因此，我们倡议"每天多睡一小时"，为健康注入正能量。

　　睡眠问题已经成为当今社会高速发展过程中的普遍现象，也是影响人们生活质量的重要因素，通过世界睡眠日让更多的目光聚焦于此，让我们拥有良好睡眠，与健康同行。如果你长期受睡眠问题的困扰，应及时到医院寻求专业的心理咨询或药物干预。

（孙喜蓉）

作者简介

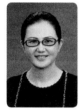

孙喜蓉

现任主任医师、教授、国家二级心理咨询师，兼任同济大学附属精神卫生中心（上海市浦东新区精神卫生中心）副院长、党总支委员，浦东新区优秀学科带头人

上海市康复医学会心身康复专委会主任委员

上海市浦东新区医学会精神医学专委会主任委员

上海市中西医结合学会精神疾病专委会副主任委员

上海市医师协会精神科医师分会副会长

上海市中医药学会脑病分会常务委员

上海市心理卫生学会第六届理事会理事

西部精神医学协会物理诊疗专委会副主任委员

中国中医药研究促进会精神卫生分会常务委员

中国女医师协会心身医学与临床心理学专委会委员

中国医师协会精神科医师分会物理治疗工委会委员

上海市医学会精神医学专科分会委员

上海市医学会行为医学专科分会委员

上海市女医师协会医学科普专委会委员

上海市医院协会精神卫生中心管理专委会委员

上海市司法鉴定协会法医精神病司法鉴定专家委员会委员 从事精神卫生工作近30年，擅长精神科常见疾病的诊治，尤其在抑郁障碍、双相情感障碍等的诊治及重复经颅磁刺激（rTMS）治疗领域有独特见解。承担市区级科研项目10余项，先后在国内外核心期刊上发表论文40余篇，主编或参编《临床药物治疗学》等专著10部，发明专利11项。

睡不着、睡不醒，如何摆脱失眠带来的困扰？

"在床上辗转反折，久久无法入眠"；"好像已经睡着了，但一直仍游走在梦境中，起来后浑身酸痛"；"明明感觉非常疲累，但大脑始终处于兴奋状态"；"晚上不想睡，白天睡不醒，难以集中注意力，学习和工作效率降低"。在如今物质富足的年代，人们开始追求健康和养生，但睡眠问题却成为现代人的困扰和障碍。

世界卫生组织（WHO）的统计数据显示，人的一生中约 1/3 时间都在睡眠中度过，2021 年全球 27% 的人存在睡眠问题，而我国的失眠人群比例高于世界平均水平。《中国睡眠研究报告（2022）》显示，超过 3 亿的中国人存在睡眠障碍，成年人失眠的发生率高达 38.2%，平均睡眠时长 7.06 小时，64.75% 的被调查者每天实际睡眠时长不足 8 小时，相比 10 年前调查的睡眠时间缩短近 1.5 小时。

一、到底怎么样才算是失眠呢？

广义来说，失眠就是指在相对安静的睡眠环境下，出现入睡困难或频繁醒来两次或以上，以及醒来时间过早，并且睡眠时间不能满足日常生理和生活的需求，出现头昏、疲劳、食欲减退、精神萎靡等不适。常见失眠的表现包括睡眠时间不足、睡眠维持障碍、睡眠质量下降。而根据失眠病程，可分为急性失眠（<3 个月）、间歇

性失眠、慢性失眠（>3 个月）。根据美国睡眠医学会（AASM）最新指南，人的睡眠需求会随着年龄增长而变化，成年人平均睡眠需要为 7~9 小时。3~5 岁的婴儿，推荐睡眠时间为 10~13 小时；6~12 岁的儿童为 9~12 小时；13~18 岁的青少年为 8~10 小时；19~60 岁的成年人，推荐睡眠时间应大于 7 小时；60 岁以上的老年人为 7~9 小时。

二、失眠的影响因素有哪些呢？

2022 年发表于《柳叶刀》杂志的研究详细阐述了失眠的影响因素，其中风险因素包括年龄较高、健康状况不佳、缺乏社会支持（如单身、独居等）。其中，女性失眠发病率约为男性的 1.3~1.7 倍，随着激素水平变化，在月经前、妊娠期间、妊娠后、绝经后等阶段，女性失眠发生率则明显升高，且失眠症状逐渐加重。此外，失眠还包括易感因素（如遗传或性格原因）、诱发因素（如压力等应激事件）以及维持因素。若易感因素和诱发因素叠加，则容易出现一过性的急性失眠。值得注意的是，非适应性习惯，如睡前饮酒、不规律的作息习惯、长时间躺床上做睡觉以外的事情（如玩手机）等，都可能是失眠从急性转为慢性的维持因素。

三、长期失眠会使我们的身体产生哪些变化呢？

首先，最重要的变化就是脑功能下降。脑细胞大量凋亡，影响大脑的记忆力、注意力、反应能力和思维能力，甚至出现神经功能紊乱现象，对于老年人来说，可能导致阿尔茨海默病罹患率的风险显著增高。其次，长期失眠容易引起心血管功能受损。因为长期失眠使体内儿茶酚胺、肾上腺素及去甲肾上腺素等激素水平升高，使呼吸节律和心率加快、血压升高，导致血管异常痉挛。此外，免疫功能下降、提前衰老、肥胖也是长期失眠的不良后果。长时间失眠导致肥胖是由于体内的瘦素分泌被抑制，使糖代谢和脂肪代谢减缓，过多的脂肪就会逐渐堆积于体内。如果长期处于失眠状态，机体无法进行正常修复和自我排毒，抵御细菌、病毒以及癌细胞的能力明显降低，从而增加患癌风险。

四、如何保持高质量睡眠呢？

如果符合以下标准中的三点或以上者则称之为高质量睡眠，包括入睡快（能在上床后 10~20 分钟进入睡眠状态）、睡眠深（睡眠中不易被惊醒或偶尔醒来又能很快入睡）、夜间睡眠无惊梦（无梦中惊醒现象或很少起夜）、早晨睡醒后无疲劳感（精神状态好）、睡眠中没有或很少做噩梦或异常行为。牢记以下五条睡眠小技巧，将使你轻松体验到高质量睡眠。

• 正确的睡眠认知：识别和纠正不恰当的睡眠认知对优化睡眠质量有重要作用。睡眠周期由非快速眼动睡眠期和快速眼动睡眠期交替组成，并非只是睡一个整觉那么简单，因此不用为半夜醒来过分忧虑。其次，失眠时数羊的方式并非对所有人有效，注意力过分关注于计数，反而使大脑兴奋度增高。此外，睡前刷手机或看电视并不能让身体放松，电子设备发射出的蓝光会让大脑变得活跃，睡前 1 小时内应避免接触电子设备。

● 适合的睡眠时间：古人所言"日出而作，日落而息"，指出最佳睡眠时间是子午觉，即每天的子时（23:00-01:00）和午时（11:00-13:00）两次入睡。子觉（23:00-01:00）尽可能睡满 2 小时以上，一直到卯时或辰时（6:00 或 7:00），效果最佳。午觉只需睡 10~30 分钟，就能保持一下午精力充沛。但切勿吃完午饭立马睡，容易使体内血液流向胃，引起大脑供血不足。

● 规律的睡眠节律：2017 年，当从果蝇体内发现世界上第一个生物钟基因，证实了体内存在睡眠节律的假说，预示着睡眠科学的全新领域的开启。建立规律的睡眠节律可获得更快、更深的睡眠，我们一旦醒来就切勿赖床，也不要长时间地睡午觉，即使头一晚没有睡好，也不用再补觉。因为随着清醒的时间推移，大脑会不断增加对睡眠的需求。

● 合理的饮食运动：睡眠还会受到饮食或运动的影响，应避免在午后摄入含有咖啡因的食物，如咖啡、茶饮、可乐、巧克力等，睡前避免吸烟、饮酒，晚餐不宜空腹，也不宜食用过于油腻、难以消化的食物。规律的体育锻炼有助于睡眠，但睡前应避免剧烈运动，运动爱好者可以选择睡前 2~3 小时运动，以保护睡眠。

● 良好的心理调适：做好自我心理调适对改善睡眠尤为重要。保持乐观、知足常乐的良好心态，对于社会竞争和个人得失有一个充分的认识，避免因为挫折而导致心态失衡。面对各类生活或工作压力，学会用科学的方法对自身认知、情绪、意志、意向等心理活动进行调适，学会始终保持平衡的心态或使其快速恢复至正常状态。

五、使用助眠药物的误区有哪些？

长期失眠无法缓解可考虑短期、合理地使用助眠药物，但人们对于助眠药物存在诸多误区。误区一：安眠药会上瘾。安眠药导致的药物依赖是因为自行加量或滥用引起的，只要按照医嘱使用安眠药则很少出现依赖。误区二：助眠效果越快越好。安眠药根据作用时间分为短效、中效和长效，分别使用于入睡困难、时睡时醒、早醒的失眠者。需根据个人情况来选择合适的药物，并非根据助眠时间判断优劣。误区三：保健品比药物更安全。部分保健品对睡眠可能临时有效，但并没有切实解决问题，容易使短期的失眠因没有得到及时的治疗而演变为慢性失眠。

六、中医是怎么调理睡眠的？

失眠在中医中称之为不寐，认为是由心神失养或心神不安所致，或寐而不酣，时寐时醒，或醒后不能再寐，重则彻夜不寐。常见失眠的中医治疗包括中药调理、针刺按摩、穴位贴敷、药膳食疗、情志疗法等。以补虚泻实、调整阴阳为原则，虚证应补益心脾、滋阴降火、益气镇惊安神，实证则可疏肝泄热、清化痰热、消导和中。此外，也可选取百会、太阳、风池、翳风、合谷、神门、内关、外关、足三里、三阴交、涌泉等穴位进行自我按摩，或者借助中药安睡枕、助眠操、中药泡脚等方式宁心安神。

从 2001 年开始，国际精神卫生和神经科学基金会将每年的 3 月 21 日设立为世界睡眠日，旨在让全球共同关注睡眠健康问题。特别在社会经济高速发展、工作生活压力骤增、生存环境瞬息万变的今天，使人们的高质量睡眠变得越来越难，如何"拯救"我们的睡眠质量变成一个棘手的难题。我们呼吁人们应重视自己的睡眠问题，倡议每天多睡一小时，共同拥有良好睡眠，与健康同行。

（童　捷）

作者简介

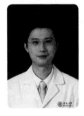

童　捷

副主任医师，心理治疗师

同济大学附属精神卫生中心中西医结合失眠诊疗中心负责人

上海市康复医学会心身康复专委会委员兼秘书

上海市中西医结合学会精神疾病专委会青年委员

上海市浦东新区医学会精神医学专委会青年委员

济宁医学院精神卫生系教师

全科住院医师规范化培训基地教师

从事精神心理工作 20 余年，对抑郁、焦虑、失眠、惊恐发作、躯体化疼痛等方面药物或非药物干预具有丰富的临床经验。

主持或参与市区级课题 10 余项，以第一作者在国内外专业学术期刊发表论文多篇，多次荣获中华医学会全国精神医学和上海市医学会心身医学学术年会优秀论文奖。

主编或参编《从"心"开始，告别忧愁》《谈"欣"解"忧"话心境》等科普图书 7 部，发明专利 3 项。

让我们一起进行睡前自我放松训练

通常谈到失眠的治疗时，人们都会想起药物干预，当然安眠药是目前治疗失眠的重要手段之一，但存在依赖与成瘾的风险。研究发现，安眠药还会带来情感和欲望的缺失或障碍，影响正常社会交往。而中医药在安神、失眠治疗领域有其独到的见解，且不易成瘾和依赖，但在起效时间和睡眠疗效等方面可能相对缓慢。在如今的失眠调治研究中，心理行为的自我调节也相当重要，最常采用的自我放松训练，是通过聆听一些有助于放松身心的指导语，放松肌肉和情绪，就能尽快进入梦乡。

一、自我放松训练的定义

自我放松训练是一种通过对身体的主动放松来增强对躯体自我控制能力的方法。常见的方法包括自我放松训练法、呼吸松弛训练法、想象松弛训练法、自我暗示松弛训练法等。通过自我放松训练，可以有意识地控制自身的生理和心理活动，以求降低机体的唤醒水平（指个体在心理和生理上做好了提高或降低反应的准备的程度），调整紧张情绪所造成紊乱的心理、生理功能，增强适应能力，可用于改善失眠、考试焦虑、特定恐怖障碍、神经症等心理问题。

二、自我放松训练的原理

1.作用机制

自我放松训练的直接反应主要表现在人体肌肉的放松上，使血管得到舒张，降低焦虑。研究显示，良好的肌肉放松状态可使血管比紧张时适度舒张，有助于愉快情绪的产生；血管收缩，肌肉痉挛，则会产生紧张情绪。同时，松弛反应能够降低交感神经活动的兴奋性，从而对抗紧张的情绪反应。因此，自我放松训练不仅可以克服过度焦虑的心情，还能治疗和预防由紧张情绪诱发的心身疾病。

2.生理和心理效应

（1）生理效应：人在放松状态下交感神经系统功能下降，副交感神经系统功能上升，机体耗氧量和耗能量都明显减少，血氧饱和度增加，唾液分泌增多，指端血管容积增大，去甲肾上腺素水平降低，从而出现呼吸频率和心跳频率减慢，血压下降，全身骨骼肌张力下降等反应，并产生肢体温暖、头脑清醒和全身舒适的感觉。

（2）心理效应：在进行自我放松训练时，不仅会有头脑清醒、心情愉快和全身舒适的感觉，也可能因人而异，出现刺痛感、麻木感、瘙痒感、跳动感和飘浮感，甚至感到肢体的长短也有变化（当然不会真的有变化），其实这些都是与躯体感受相关的奇妙的心理体验等有关。这些现象被称为"释放现象"，能有效地发挥调整心理功能的作用。

3.呼吸调节训练的作用

呼吸调节训练在中国的气功中又称"吐纳法""调息法"。它要求练习者要有意识的调节呼吸，做到"悠""匀""细""缓"四个字，并且与放松动作相结合，以达到调节身心动作和谐，养精蓄锐的目的。其实质在于通过调息训练达到控制心理活动，即所谓"息调则心定，心定则息愈调"的功效。

（1）调节大脑皮层功能：在呼吸调节的训练过程中，参与调节呼吸的大脑皮层部位就处于兴奋状态，它可通过负诱导（即兴奋过后使大脑抑制过程增强的现象）使皮层其他部位进入抑制状态。这可能是调息促使大脑皮层"入静（大脑活动减少的一种境界）"的生理活动基本的过程。

（2）促进新陈代谢：深慢的腹式呼吸使肺泡通气充分，横膈活动幅度较自然呼吸大三到四倍，吸气时横膈明显下降，肺充分地扩张，胸内负压增大，促使全身各部回流入心的血液增多、加快，增加右心室输出量及肺动脉内血流量，血氧饱和度得以维持接近正常水平或略有增高。

三、循序渐近的自我放松法

1. 特点

通过局部肌肉群的放松，循序渐进地扩及全身，是一种既科学又适合个体掌握学习的方法，即使个别要领动作不准确也不影响放松的效果。放松顺序是：手臂—头—躯干—腿，特别适用于考试焦虑。

2. 环境要求

安静整洁，光线柔和，可以播放柔和的音乐。

3. 语调要求

在训练时，参与者可用低沉、放柔和缓慢的声音念出相应的指导语。

4. 姿势要领

坐式：头微前俯，含胸拔背，松肩垂肘，身躯正直，两手分别放在两边大腿膝部，掌心向下，两脚平行分开，与肩同宽，小腿垂直于地面，膝关节弯曲位90度角，鼻尖对齐，两眼轻轻闭合，舌抵上腭。仰卧式：平身仰卧在床上。

5. 准备工作

靠在椅子上，或躺在躺椅上、床上、地板上。去掉眼镜，松开领带、腰带、鞋子。闭上或半闭双眼。

6. 具体步骤

（1）指导语：首先紧握右手，紧握5秒钟，再放松，注意放松与紧张之间有何不同。体会一下这种轻松的感觉，注意对全身每一组肌肉进行相同方式的训练，交互施以紧张与松弛，现在开始。按次序放松肌肉练习，对右手再做一次紧张放松练习，然后依下述顺序进行训练。每一次对每一组肌肉做到：收紧肌肉，坚持5秒，放松10秒，体会紧张与松弛的区别。在进程中可适当穿插深呼吸。即深呼吸三次，每次吸气后停住，再徐徐呼出。

（2）肌肉放松次序及紧缩指令：逐个紧张和放松身上的主要肌肉群，从放松双手开始，然后是双臂、脚、下肢，最后是头部和躯干。

第一步：深深地吸进一口气，保持一会（大约10秒）。再慢慢地把气呼出来（停一会）。现在再做一次，深深地吸进一口气，保持一会（大约10秒）。慢慢地把气呼出来（停一会）。

第二步：现在伸出前臂，攥紧拳头，用力攥紧，注意手上的紧张感受（大约10秒）。现在彻底地放松双手，体验放松后的感觉。这时可能感到沉重、轻松、或者温暖。这些都是放松的标志，注意这些感受（停一会）。再做一次。

第三步：现在弯曲双臂，用力弯曲，紧张双臂的肌肉，保持一会，感受双臂肌肉的紧张（大约10秒）。彻底地放松双臂，体会放松后的感觉，注意这些感觉（停一会）。再做一次。

第四步：现在开始练习如何放松双脚（停5秒）。紧张双脚，用脚趾抓紧地面，甩力抓紧，用力，保持一会（大约10秒）。彻底地放松双脚（停一会）。再做一次。

第五步：现在放松小腿部位的肌肉（停5秒）。将脚尖用劲向上翘，脚跟向下向后紧压地面，绷紧小腿上的肌肉，保持一会（大约10秒）。彻底地放松（停一会）。再做一次。

第六步：现在注意大腿肌肉（停5秒）。用脚跟向前向下压紧地面，紧张大腿肌肉，保持一会（大约10秒）。彻底地放松。再做一次。

第七步：现在注意头部肌肉（停5秒）。请紧张额头的肌肉，皱紧额头，保持一会（大约10秒）。放松，彻底地放松（停一会）。现在紧闭双眼，用力紧闭双眼，保持一会（大约10秒）。放松，彻底地放松（停一会）。

第八步：现在转动眼球，从上，到左，到下，到右，加快速度；现在朝相反的方向旋转眼球，加快速度；停下来，放松，彻底地放松（停一会）。现在咬紧牙齿，用力咬紧，保持一会（大约10秒）。

放松，彻底地放松（停一会）。

第九步：现在用舌头顶住上腭，用劲上顶，保持一会（大约 10 秒）。放松，彻底地放松（停一会）。

第十步：现在请用力把头向后，用力压紧，用力，保持一会（大约 10 秒）。放松，彻底地放松（停一会）。

第十一步：现在收紧下巴，向内收紧下巴，用力。保持一会（大约 10 秒）。放松，彻底地放松（停一会）。再做一遍。

第十二步：现在注意躯干上的肌肉群（停 5 秒）。好，往后扩展双肩，用力往后扩展，用力扩展，保持一会（大约 10 秒）。放松，彻底地放松（停一会）。再做一次。

第十三步：现在向上提起双肩，尽量使双肩接近耳垂，用力上提双肩，保持一会（大约 10 秒）。放松，彻底地放松（停一会）。再做一次。

第十四步：现在向内合紧双肩，用力紧合双肩，用力，保持一会（大约 10 秒）。放松，彻底地放松（停一会）。再做一次。

第十五步：现在抬起双腿，向上抬起双腿，弯曲腰，用力弯曲腰部，用力，保持一会（大约 10 秒）。放松，彻底地放松（停一会）。再做一次。

第十六步：现在紧张臀部肌肉，上提会阴，用力上提，用力，保持一会（大约 10 秒）。放松，彻底地放松（停一会）。再做一次。休息 2 分钟，再从头做一遍。

（3）结束放松：这就是整个放松过程，现在感受身上的肌肉群，从下向上，使每一组肌肉群都处于放松状态。首先脚趾、脚、小腿、大腿、臀部、腰部、胸部、双手、双臂、脖子、下巴、眼睛，最后至额头，全部处于放松状态（大约10秒）。注意放松时的温暖、愉快的感觉，请将这种状态保持一二分钟。然后，将从"一"数到"五"，当数到"五"时，睁开眼睛，感到平静安祥，精神焕发（停2分钟）。数到"五"时，睁开眼睛，感到平静安详，精神焕发。

7.注意事项

接受了自我放松训练之后，需要回家去练习，前几次自我放松训练并不能使肌肉很快进到深度放松，需要坚持下去，才会有效果。

通过以上多次的睡前自我放松训练，学习有意识地控制或调节自身的心理生理活动，以达到降低机体唤醒水平，调整因紧张刺激而紊乱的功能，这能使身心处于一种广泛的松弛状态，快速地进入梦乡。

（张　洁　童　捷）

作者简介

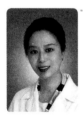

张 洁

精神科副主任医师、二级心理咨询师、心理治疗师

同济大学附属精神卫生中心（上海市浦东新区精神卫生中心、）质控办主任，兼任医保办主任

首届上海市浦东新区医学会精神医学专业委员会秘书

第六届上海市中西医结合精神分会委员

第一届上海市浦东新区医学会健康促进委员会委员

上海市康复医学会心身康复专委会委员

中医药信息学会睡眠分会理事

济宁医学院兼职副教授，同济大学附属东方医院兼职副教授

获得教学管理先进个人奖和浦东卫计委颁发的继续教育先

进个人称号

从事精神卫生工作20余年，擅长运用心理治疗、物理治疗、药物治疗等技术诊治精神科常见疾病，特别对成年人及青少年失眠、焦虑、抑郁症、双相情感障碍等情绪问题疑难病例有独到见解。

以第一作者共发表中文核心期刊论文4篇、SCI论文3篇，参与完成《抑郁症患者治疗前后认知功能及血清脑源性神经营养因子（BDNF）的对照研究》项目，荣获上海市科学技术成果奖；以第一发明人登记申请专利"一种精神病人心理康复实训架"1项。参编《谈"欣"解"忧"话心境》《从"心"开始，告别忧郁》2本科普图书。

社区严重精神障碍患者的睡眠健康管理

　　严重精神障碍是指精神疾病症状严重，导致患者的社会适应等功能严重损害、对自身健康状况或者客观现实不能完整认识，或者不能处理自身事务的精神障碍。其包括精神分裂症、分裂情感性障碍、偏执性精神病、双相情感障碍、癫痫所致精神障碍、精神发育迟滞伴发精神障碍等六种严重精神障碍的确诊患者。由社区卫生服务中心对这些患者开展社区随访服务，包括危险性评估、精神症状、服药情况、药物不良反应、社会功能、康复措施、躯体情况、生活事件等。

一、睡眠障碍的种类

　　睡眠不仅是我们重要的生理需要，也是我们重要的精神心理需要。如果一个人的正常"睡眠－觉醒"节律发生紊乱，就会影响我们的情绪、行为、人际关系、工作表现以及生活中的方方面面。如果这种情况经常发生，那就会给我们的心理健康也带来严重的影响。

　　人一生中1/3的时间都在睡眠中度过，睡眠会影响到一个人的各种生活质量。正常成年人一天的睡眠时间是6~8个小时，如果用多导睡眠去分析，睡眠阶段可以分为"非快速眼动睡眠（NREM sleep）"和"快速眼动睡眠（REM）"，后者也可以理解为"做梦期的睡眠"。

我们从清醒到慢慢地入睡，这个阶段我们称之为浅睡眠。浅睡眠结束后，进入深度睡眠。在深睡眠一段时间后，就会进入 REM 期，REM 期之后又会回到浅睡眠状态，如此循环往复。正常成年人的一晚上睡眠周期，从清醒到浅睡眠期到深度睡眠再到 REM 期，大概有 5~7 个周期。

你经常会听到不同的患者描述失眠的情况。"医生，我睡得不好、我睡得有问题"，这种问题可能是多种多样、不同形式的存在。有的患者会说："我整夜整夜睡不着，连续两三周睡不着觉，身边的人觉得我性格变得古怪，行为变得怪异。"这是一类睡不着的患者的案例。另外一部分，是自己会抱怨，或者家属会抱怨，"最近一段时间总是在睡觉，睡不醒，一整天都在睡觉，一直打瞌睡，没有劲，也不工作。"第三类的的情况是家属反映说："我们睡的时候，他不睡，我们早上起来工作了，他就呼呼大睡。"

总结起来，失眠主要可以分为三大类：睡不着、睡眠过多、睡眠节律的异常。这些睡眠的问题可能是精神疾病本身的症状之一，也有可能是精神疾病的并发症状。

二、良好睡眠的好处

1. 消除疲劳，恢复体力

睡眠是消除身体疲劳的主要方式。睡眠期间是胃肠道及其有关脏器合成并制造人体能量物质以供活动时用的好时机。另外，由于体温、心率、血压下降，呼吸及部分内分泌减少，使基础代谢率降低，从而使体力得以恢复。

2.保护大脑，恢复精力

睡眠不足者，表现为烦躁、激动或精神萎靡，注意力涣散，记忆力减退等。长期缺少睡眠则会导致幻觉。而睡眠充足者，精力充沛，思维敏捷，办事效率高。这是由于大脑在睡眠状态下耗氧量大大减少，有利于脑细胞能量贮存。因此，睡眠有利于保护大脑，提高脑力。

3.增强免疫力，康复机体

人体在正常情况下，能对侵入的各种抗原物质产生抗体，并通过免疫反应而将其清除，保护人体健康。睡眠能增强机体产生抗体的能力，从而增强机体的抵抗力；同时，睡眠还可以加快各组织器官自我修复。在现代医学中，常把睡眠做为一种治疗手段，用来帮助患者度过最痛苦的时期，以利于疾病的康复。

4.促进生长发育

睡眠与儿童生长发育密切相关，婴幼儿在出生后相当长的时间内，大脑继续发育，这个过程离不开睡眠，且儿童在睡眠状态下生长速度增快，因为睡眠期血浆生长激素可以连续数小时维持在较高水平。所以应保证儿童充足的睡眠，以保证其生长发育。

5.延缓衰老，促进长寿

近年来，许多调查研究资料均表明，健康长寿的老年人均有一个良好而正常的睡眠。人的生命好似一个燃烧的火焰，而有规律燃烧则生命持久。睡眠时间恰似火焰保持规律燃烧最小的程度，因此能延缓衰老，保证生命的长久。

三、严重精神障碍患者失眠的影响因素

1.情绪因素

精神疾病患者普遍存在不同程度的兴奋、被害、抑郁、焦虑或恐惧等多种情绪，较健康人群而言，睡眠质量低下。

2.药物因素

长期服用精神类药物，如抗胆碱能药物、氯氮平等均可诱发患者合并出现睡眠障碍。

3.环境因素

家庭环境、噪声干扰，可导致患者睡眠质量显著降低，使患者睡眠障碍更加严重。

四、为何要开展睡眠健康管理?

社区严重精神障碍患者的睡眠管理是指在患者发病早期、急性期、恢复期、稳定期、维持期及康复期等各期中，患者的睡眠障碍可能引起患者病情的不稳定。

1.精神分裂症与睡眠障碍的关系

当前来说，关于精神分裂症和睡眠障碍关系的研究，其结果并不太一致，基本上精神分裂症患者没有自知力的一般也不会主动提及睡眠问题，但是这时家属一般会反映说患者目前多多少少都会有睡眠的问题。所以失眠以及睡眠障碍是精神分裂症非常常见的一个症状。而且睡眠障碍也会随着精神病情的改变而有所改变。例如，精神分裂症加重的时候，行为异常的表现也会更多，变得敏感多疑，

变得更难入睡，害怕看到一些异常的画面。另外，在一开始吃药或者换药的时候都会引起睡眠的改变。

高达 80% 的精神分裂症谱系障碍患者会出现睡眠障碍。精神分裂症与睡眠障碍之间的关系具体表现为：睡眠障碍是精神分裂症不可缺少的症状，常在疾病恶化时加重，睡眠障碍可以诱发精神症状；精神分裂症由于其对外界敏感性增加，又加重了睡眠紊乱；抗精神病药物可引起睡眠紊乱，精神症状恶化时睡眠障碍加重，睡眠紊乱又加重精神症状。

2. 双相情感障碍的睡眠问题

睡眠问题是双相情感障碍的重要症状。睡眠障碍通常是诱发躁狂发作的重要因素。当患者发生睡眠障碍，睡眠被剥夺之后，有躁狂倾向。在临床观察中，非常明确的是睡眠障碍也与抑郁发作密切相关，而且抑郁发作除了和失眠相关，大概有 30% 的患者存在白天过度嗜睡，晚上可能睡不好，但是白天存在打瞌睡的情况。大概有 50% 的抑郁症患者存在阻塞性呼吸睡眠障碍，如果改善晚上呼吸睡眠的问题，对改善抑郁症状也是有帮助的。

临床上很多双相情感障碍的患者是在缓解期，平时自行到医院开药取药。这类患者经常会说："医生，我的抑郁症状、躁狂症状已经消失了，都挺好，生活已经基本正常了，工作已经基本正常了，但是我就是睡眠有问题。"通过研究我们发现，在双相情感障碍缓解期的患者中，有 41%~52% 的患者会抱怨有睡不着觉、失眠的情况，70% 的患者存在睡眠问题（除了失眠、过度嗜睡、睡眠日夜颠倒）。睡眠问题可以提示双相情感障碍的发作或者复发。

五、如何做好患者的睡眠管理

1.创造良好的睡眠环境

保持房间空气流通，温度适宜，光线柔和。床褥干燥、清洁、平整。

2.安排合理的作息制度

家属可以为患者制订合理的作息时间并督促执行，白天除了安排1~2小时午睡外，其他时间要组织患者参加适宜的家务和户外活动，有利于夜间正常睡眠。

3.促进患者养成有利睡眠的习惯

（1）晚餐最迟也得在睡前2小时吃完，汤要少一些，最好吃些低脂肪的食品。睡前忌过饱，特别是不宜饮用咖啡、浓茶、可乐等有提神作用的饮料，不吸烟、不喝酒，临睡前排尿。

（2）睡前避免参加激烈、兴奋的娱乐活动和谈心活动。不看情节紧张的小说和影视片。

（3）睡前用温水浸泡双脚或沐浴。

（4）取健康的睡眠姿势，仰卧或侧卧，不蒙头盖面，不俯卧睡眠。

六、结语

如果经过尝试和调整仍旧出现失眠、睡眠质量低、睡眠时间短、早醒、影响日常生活等问题，可以选择到医院寻求专业医生的帮助，相信经过专业医生的治疗或心理咨询的帮助，最终都能拥有满意的睡眠。

（杨　屹）

作者简介

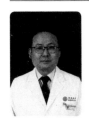

副主任医师

心理治疗师（中级）

浦东新区精神卫生中心公共精神卫生科科长

上海市中西医结合学会精神疾病专委会委员

主要研究社区严重精神障碍管理、社区健康教育。发表论文 16 篇。

杨　屹

学会这五个小妙招，轻松应对考前失眠

"考试周来临，知道自己该好好休息迎考，但躺在床上就是睡不着，开始担心自己的成绩。""浅浅睡着了一会，但是又会马上醒来，觉得自己还没复习到位，想再睡却又睡不着了。""做梦梦到自己考砸了，回家怎么交差呀，好焦虑怎么办？"

一、考试周睡不好，是患了"失眠症"了吗？

让我们先了解一下什么是失眠症。失眠是指睡眠的始发和维持发生障碍，导致睡眠的质量处于相当长时间的不满意状况。失眠的表现有多种形式，主要包括难以入睡、睡眠不深、易醒、多梦、早醒、疲乏等。失眠可引起焦虑、抑郁或恐惧等心理，长期失眠会妨碍日常生活。

如果仅是考试周短暂的几天失眠并不能称患了"失眠症"。因为失眠症的确诊特别需要注意两点：首先患者必须有白天不适的主诉，但无法通过检查或睡眠时间的长短来衡量；其次，在适合的环境中及充足睡眠时间后症状仍不缓解。

二、青少年失眠的影响因素有哪些呢?

失眠的影响因素有很多，从遗传、生物、环境和社会因素都会促进失眠的发生和发展。

1. 性别差异

由于激素的变化，青春期女性月经初潮后失眠障碍出现性别差异。2016 年，我国一项研究纳入 7000 多名 6~17 岁儿童和青少年，发现在青春期发育过程中，女孩的失眠症状增加了 3.6 倍，而男孩仅增加 2.1 倍，到了青春期后期性别差异更加显著。

2. 学习负担

《2019 中国青少年儿童睡眠白皮书》发布了有关"谁偷走了孩子们的睡眠"的数据，67.3% 睡眠障碍的学生表示课业压力大是他们主要的负担，直接影响情绪、饮食、社交和睡眠，如同慢性杀手，久而久之严重影响了身心健康。2014 年，美国心理协会调查显示，27% 青少年报告经历了高度压力，学校是最常见的压力来源。帮助青少年合理的调节和管理压力能减少患失眠的风险。

3. 电子产品的使用也是引起青少年睡眠障碍的主要因素

《2019 中国青少年儿童睡眠白皮书》中提到，27.1% 睡眠障碍的学生表示使用 3C 产品（计算机类、通信类和消费类电子产品），以及 24.8% 的学生睡眠时曾暴露在噪音、光等睡眠环境。《2022 中国国民健康睡眠白皮书》指出，超六成被调查青少年用睡眠时间来玩手机、打游戏和追剧，仅有 27% 的被调查的青少年压缩睡眠时间来写作业、阅读和学习。由此可见，学习压力减少（减负）后，不少学生将睡眠时间分配给了电子产品和娱乐，娱乐代替学习压力，成为青少年晚睡的首要原因。睡前使用电子产品（看电视、使用笔记本电脑或智能手机），或者夜间收到信息或电话醒来，电子产品发出明亮的亮光，使大脑更加兴奋，蓝光显著地影响褪黑素（睡眠激素）的释放，导致睡前心理和生理唤醒的增加，从而引起失眠或早醒。

三、考试前压力大为什么会容易导致失眠呢？

首先，很多人做错事之后会感到内疚自责，然后就会在脑中循环播放整个事件，同时对之前的所作所为感到懊悔，追问自己"我之前为什么没有好好学""如果之前认真学了是不是就不会这么紧张了"。这些想法都会使脑细胞继续处于兴奋状态，导致长时间无法入眠。

其次，考试前很多学生会加大含咖啡因食物的摄入量，随着能量饮料市场的引入和指数增长（能量饮料含有大量咖啡因），青少年对含咖啡因饮料的消费量也越来越多。每天摄入高咖啡因（咖啡、苏打饮料、咖啡糖）人群与低摄入量人群相比，睡眠困难的可能性高出 1.9 倍，早晨疲劳的可能性高出 1.8 倍。

另外，有些学生可能还会产生梦有害心理、童年心理创伤再现心理、手足无措心理、期待心理、畏惧失眠心理，这些都会影响考试周的睡眠。

四、考试周该如何自我调节，避免失眠的发生呢？

1. 起居有常

"起"指一日阳气的开端、一件事情的开端，开端好了后面的事情也就顺势而为。早晨起床后拉开窗帘、打开窗，让阳光洒到自己身上，不用着急慌忙，吃过早饭后规划好今日计划，以愉悦幸福的感觉开启当天的复习任务。

"居"指居家、定下来。起居有常，居家乐家，在学校或家中给自己提供一个舒适、静心的场所，有助于营造更好的复习氛围。

2. 劳逸结合

部分考生会在备考期间以高强度的状态要求自己，总是铆足劲地投入复习当中，因给自己的压力太大而压垮了身体。因此，学会劳逸结合对于自我调节、避免失眠是非常重要的。根据自己的学习进度制订复习计划，要做到学习一段时间主动休息，起到缓解疲劳、放松心情的作用。

3. 饮食得宜

不仅仅是考前阶段，平时我们的饮食也要做到少油少盐，减少对血管的负荷。对于含有咖啡因的饮品要格外注意，可以适量喝"提神"一下。尽管现在很多学生称自己"咖啡免疫"，但晚上复习时尽量就不要喝了，尤其不宜喝浓茶、浓咖啡，这些饮品含有较多兴奋神经的茶碱和咖啡因，可能引起过度兴奋或尿频影响睡眠质量。

五、如何养成良好的考前睡眠习惯？

1. 合理安排作息

睡眠是由一个个约 90 分钟的周期组成的，每个周期还可以继续分为入睡期、浅睡期、深睡期和快速眼动睡眠四个阶段。尽量以 90 分钟的倍数为基础，摸索出最适合自己的睡眠周期，并保持下去。

有的学生因为别人多学就开始自感焦虑，认为一定要赶上他人的步伐，选择熬夜，这样的话，第二天要学会及时调整。

2.坚持适度运动

在我们运动过程中，大脑会分泌"内啡肽"，它能加快新陈代谢，增加血氧含量，使人产生愉悦的感觉，较好地缓解负面情绪。同时，适度的运动量，会使白天的头脑更加清醒，肌肉骨骼代谢增强，从而提高晚上睡眠质量。考生在紧张复习迎考之余，适度安排运动，例如来一场篮球运动、慢跑，或者游泳等，都是很不错的选择。

3.睡前不看电子产品

电子产品所产生的蓝光刺激会抑制大脑释放褪黑激素，影响我们自然生理的节律，而且屏幕里的信息也会使我们分心，让大脑兴奋，尤其是睡前半小时更要尽量避免。

4.睡前"仪式感"

实在焦虑难以入睡的话可以给自己制造一点仪式感，例如睡前洗一个热水澡、热一杯美味牛奶，或是播放一些助眠的音乐等，来放松自己的身体，便于更好的入睡。

5.两分钟睡眠法

两分钟睡眠法又称"美国海军睡眠法"，主要分为5个步骤：

（1）放松面部肌肉，包括舌头、下巴和眼周肌肉。

（2）尽可能放松肩膀、上臂和下臂，先放松其中一边，然后放松另一边。

（3）慢慢专注于呼气，放松胸口。

（4）依次放松大腿和小腿，最大程度放松精神，整个过程需要

60~90 秒。

（5）完成以上 4 个步骤之后，用 10 秒的时间来沉静心绪。

（孙一颖）

作者简介

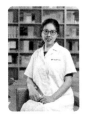

孙一颖

同济大学附属精神卫生中心（上海市浦东新区精神卫生中心）公共精神卫生科副科长，副主任医师

浦东新区优秀青年医学人才

担任第六届上海市中西医结合精神分会青年委员上海市浦东新区医学会精神医学专委会青年委员，第一届上海市浦东新区医学会健康促进（科普）专委会委员

主攻公共精神卫生学（心理健康促进）。

睡不好，可能与家庭环境有关

一、睡眠是什么？

睡眠是哺乳动物维持体内平衡的一个重要组成部分，对自身和物种的生存至关重要。人类有 1/3 的时间在睡眠中度过，但是目前对于睡眠需求的原因和睡眠对于体能和精神的恢复作用机制的认识尚不足。依据脑电波的频率和振幅，可以将睡眠分为快速眼动睡眠（REM）和非快速眼动睡眠（NREM）。NREM 睡眠又分为 NREM 1 期、2 期和 3 期睡眠，其中 NREM 1 期也称为浅睡眠，NREM 3 期称为慢波睡眠或深睡眠。在 REM 期睡眠，除了眼肌和膈肌，其余肌肉的张力消失。在正常情况下，一夜睡眠由 4~6 个 NREM 和 REM 睡眠组成的睡眠周期组成，每个周期约 90 分钟。

为什么有的人睡眠时间长，有的人睡眠时间短？睡眠时间与居住纬度和年龄等相关，在非热带地区的大多数成年人每天的睡眠时间是 6.5~8 小时，儿童和青少年的睡眠时间比成年人多，成年人的睡眠时间比老年人多。随着年龄的增长，REM 期睡眠比例轻微下降，NREM 3 期睡眠（慢波睡眠）下降明显。此外，老年人入睡后觉醒时间和次数都会增加。

二、睡眠有什么作用？

睡眠的作用并不是使全身都休息，其实睡眠是一个全身各器官阶段性活跃的过程，但各部位分周期阶段性活跃。尽管新陈代谢速率有一定程度地下降，但人体主要器官或调节系统在睡眠过程中都不会停止，一些大脑活动在特定阶段反而会急剧增加。另外，内分泌系统还会增加睡眠中某些激素的分泌，例如生长激素和催乳激素。在快速眼动睡眠的深度睡眠中，大脑的许多部分都与清醒时一样活跃。可以说睡眠是动物每天必须经历的一个生化活动过程，并不是真正意义上的休息。

目前，睡眠对人体公认的作用主要体现在三个方面。

1. 维持身体的新陈代谢平衡，完成修复、控制发育和调节健康

人体内有大量各种神经递质、激素等化学物质，需要保持相互之间有很微妙的平衡才能让人的状态保持良好。大脑必须要睡眠才能恢复，供血支持大脑进行加速的新陈代谢和修复，增强免疫系统。调整和清理全身各种激素，也包括大脑清理所有白天堆积的激素垃圾，第二天大脑和神经才能满血复活。同时，睡着后免疫系统会释放一种称为细胞因子的小蛋白质，它能调节免疫系统。

2. 提高学习能力和巩固记忆，主要在 REM 阶段

有一种通俗的解释，睡眠时大脑像计算机机械硬盘一样对记忆和认知的碎片整理和重新检索排序。在 REM 阶段人脑高速活跃，各种碎片重组排放的时候会产生稀奇古怪的梦。睡眠好的人，因为大脑自己进行了深度学习排列组合归类所有事项和时间线，所以人的记忆反而会更清晰，大脑缓存也变大，效率更高。最新的研究发

现，深度睡眠阶段大脑皮层的少数神经元保持活动并形成集合，选择性隔离特定神经元的方法，让这些神经元在海马体与皮质信号交流中发送重要信息，以形成长期记忆。

3. 释放压力和情绪

对于大多数生物而言，睡觉都可以让它们恢复平静、节省体力、躲避危险，本身就是一件开心的好事。除了前面提到的清理大脑中的压力激素等化学物质，同时在 REM 期间发生的肌肉麻痹使我们无法做出动作去执行自己的梦，但可能同时又把积压的情绪和各种乱七八糟想法彻底释放。也会在 REM 期间清除导致人兴奋的多巴胺，减弱了我们对回忆的情绪，让我们更客观。

三、睡眠的影响因素有哪些？

睡眠或多或少受到各种因素的影响。睡眠的影响因素大致可以分为以下几种：

1. 年龄因素

不同的年龄，睡眠时间是不一样的，随着年龄的增长，人的睡眠需求会逐渐减少。在婴儿时期，人每天需要睡 20~22 个小时；到了儿童时期，睡眠时间为 10~12 小时；在成年时期，睡眠时间为 7~8 小时；到了老年时期，每天只需睡 5~7 小时。所以，年纪越大，睡眠越少是真的。

2. 饮食因素

空腹入睡和吃饱入睡对身体都不好。空腹睡觉会使胃酸分泌过多导致胃黏膜受到刺激，吃饱入睡则会引起消化不良。平时最好在睡觉前 4 个小时吃东西，这样食物在胃内已经被完全消化吸收，既不会影响肠胃功能，也不影响睡眠质量。平时晚餐可以吃一些有助于消化的食物，比如小米粥、芹菜、苹果等。

3. 酒精因素

很多人坚信"喝酒后睡得更好"。实际上，酒中的酒精（乙醇）并不能助眠，而是酒精麻痹了神经，误以为自己睡得快、睡得好。而且，酒精在人体入睡后仍在代谢，一旦酒精的血液浓度达到一定程度，人体就会出现激活反应，如心率加快、出汗、多梦、头痛等，这些状态可能会持续 2~3 小时。如果喝酒过量，醉酒睡觉还容易出现窒息状况，这是很危险的。所以，千万不要想着"喝酒能助睡"！

4. 吸烟因素

吸烟对呼吸道、肺伤害很大，且增加患癌风险。其实，吸烟对睡眠的影响也非常大，与不吸烟的人相比，吸烟者的入睡时间、夜间醒来的次数、睡眠质量均有受损。睡眠时，吸烟者的大脑活跃程度更高，烟草中的尼古丁会使大脑兴奋，破坏正常的睡眠周期，导致睡眠结构"片段化"，所以吸烟人群更容易在睡梦中惊醒。

5. 手机因素

手机在帮助我们了解外面世界的同时，也使得我们在深夜仍处于清醒状态。光是帮助我们感知时间的一种生物提示，其中蓝光最能有效地提示人们早晨的到来，而手机发出的就是蓝光，其一方面给大脑传递"这是白天"的错觉，另一方面阻止松果体释放帮助睡眠的褪黑素，让人越玩越精神。

6. 家庭环境

家庭环境对睡眠的影响较为复杂，首先需要了解家庭环境的构成。家庭环境由多个方面构成，不仅包括家庭成员之间的关系和相互作用，还包括家庭的物理环境和社会经济背景。家庭环境主要由几个关键组成部分构成：

（1）家庭成员关系：首先，家庭成员之间如何交流，是否开放、诚实和支持性，或者是关闭、冲突和批判性。其次，家庭成员之间提供的情感支持水平，包括爱、关怀和鼓励。最后，各家庭成员的角色分配及其承担的家庭责任。

（2）物理环境：第一，住房条件：居住空间的大小、卫生状况、光照、通风等；第二，舒适性与安全性：家庭提供的安全感和舒适度，如家具安排、个人空间等；第三，资源可用性：包括水、电、网络等基础设施的可用性和质量。

（3）社会经济因素：第一，家庭经济状况：家庭的收入水平、工作稳定性和经济资源。第二，教育背景：家庭成员的教育水平，对子女教育的重视程度。第三，社会网络：家庭与亲戚、朋友和邻里的关系网及其对家庭生活的影响。

（4）生活方式与习惯：第一，健康习惯：家庭成员的饮食习惯、锻炼频率、睡眠模式等。第二，娱乐活动：休闲和娱乐活动的选择以及如何度过家庭时间。第三，日常规律：家庭的日常生活是否有规律，包括饮食、睡眠和工作学习的时间安排。

（5）文化与信仰：每个家庭文化与信仰各有不同。第一，价值观：家庭遵循的核心价值观和信念体系。第二，宗教信仰：如果有，家庭的宗教信仰对家庭生活的影响。第三，传统与习俗：家庭遵循的文化传统和习俗。

　　家庭环境的构成错综复杂，对睡眠的影响也是综合性的。首先，噪音和干扰，当家庭中有小孩或多个成员时，可能意味着更多的噪音和潜在的干扰，这些可能影响家庭成员尤其是成年人的睡眠质量。第二，在睡眠安排方面，家庭中人数较多，尤其是当儿童和成人共享房间时，可能需要协调不同的睡眠时间表，这也会对家庭成员的睡眠模式产生影响。第三，在资源分配方面，拥挤的居住条件，如家庭成员需要共享床位或房间，可能导致睡眠条件不佳，影响睡眠质量。第四，家庭压力和情感状态的不同对睡眠的影响也较为明显，家庭成员间的关系质量，包括夫妻关系、家长与子女关系，以及其他家庭内部的亲密关系，都会影响个体的情绪状态，导致个体产生焦虑或者抑郁情绪，甚至引起心理疾病，从而影响睡眠。第五，在健康照护方面，家庭中每个成员的责任不同，当家庭中如果有需要特别照顾的成员，例如婴儿、老年人或患有慢性病的患者，夜间照料这些家庭成员可能会中断照护者的睡眠。第六，在经济压力方面，家庭经济状况也可能影响睡眠，经济压力大的家庭成员可能会经历更多的压力和焦虑，从而干扰睡眠。第七，在生活习惯方面，家庭的整体生活习惯，包括晚上活动时间、观看电视的习惯或家庭成员使用电子设备的时间，可能会影响所有成员的睡眠习惯。第八，在父母的角色方面，对于有孩子的家庭，父母的角色和责任可能会使他们牺牲睡眠时间，以满足孩子的需要，尤其是在处理夜间喂养或安慰孩子时。

　　家庭环境对睡眠产生的影响，若想减轻这方面的影响，我们则需要根据家庭环境中的具体情景进行改善，包括：为每个家庭成员设定一个合理的睡眠时间表；尽量减少晚上的噪音和干扰，并尝试使用白噪音机或耳塞来改善睡眠环境；确保每个人都有适当的床和睡眠空间；通过开放沟通和寻求支持来解决家庭关系中的紧张和冲突；养成健康的生活习惯，比如限制晚间使用电子设备的时间，这对于培养良好的睡眠习惯非常重要。

良好的家庭环境不仅能改善家庭成员的睡眠，并且对家庭成员特别是儿童的发展和福祉产生长远影响，也有利于他们的身心健康和社会适应。总体来说，睡眠对人体的影响是全面的，影响着我们的生理机能、心理状态、行为表现和生活质量。获得足够的高质量睡眠对于维护人们的整体健康和提高生活品质至关重要。

（宋　磊）

作者简介

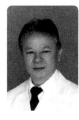

精神科副主任医师

同济大学附属精神卫生中心（上海市浦东新区精神卫生中心）医务科科长

上海市心理学会医学心理学专委会委员

中国康复医学会精神康复专委会儿童康复学组委员

宋　磊　上海市心理学会应急心理服务管委会委员

从事精神卫生工作30余年，擅长运用心理治疗、物理治疗、药物治疗等技术治疗精神科常见疾病，尤其对焦虑症、抑郁症、双相情感障碍等情绪问题有独到见解。

应激性失眠是否需要药物帮助？

应激是每个个体与外部世界沟通交互时，遇到意外环境变化后不可避免的生理反应。既往研究表明，急性应激刺激可以激活下丘脑-垂体-肾上腺轴（HPA 轴）提升糖皮质激素水平，使得机体迅速响应外部因素刺激。在严重的应激刺激下，持续升高的糖皮质激素可能加重应激反应从而引发焦虑、抑郁、神经内分泌功能紊乱等一系列躯体和精神症状。持续处在应激状态下会导致睡眠结构改变。

那么，这种由突发事件导致的应激性失眠是否需要药物帮助缓解呢？看看专家是如何建议的。

一、什么是应激性失眠？

曾有精神科医生提出"木桩腐蚀效应"：一根原本粗壮健康的木头，长期受到外界的腐蚀而无法得到有效修复后，将逐步变成一块朽木，这时候再来一点冲击可能就会分崩离析。

应激性失眠是临床常见的失眠，约占失眠的 2/3，是指由于思虑过度、兴奋不安或焦虑烦恼等精神因素引起的失眠，主要由心理应激和负性（不良）生活事件诱发。一般在应激因素去除或适应能力增强后数天至数周内可缓解。

但是，若再遇情绪刺激等因素可复发，如应激因素持续不去，可导致病程延长，若处理不当，形成错误的认知及行为，即使病因去除后，失眠依然存在，约 40% 的应激性失眠可发展成为慢性失眠。失眠慢性化又是多种精神心理疾病及躯体疾病发生发展的重要诱因。由此可见，应激性失眠不容忽视。

二、应激性失眠如何治疗？

正视应激水平，才能从容应对压力。

首先要明确应激反应是机体对环境压力的生理和心理应答，是一种较为常见的情绪状态。参与应激行为的主要是自主神经系统（ANS）和 HPA 轴。自主神经系统负责的是快速反应，而 HPA 轴负责的是慢速的压力反应。

短期失眠是应激性失眠常见病类，是治疗的关键阶段，在纠正患者对失眠的错误认知和行为，加强自我睡眠管理后，再通过压力管理、药物和非药物干预管理等合理治疗，一般都能痊愈。如果长期处于慢性应激状态而不及时纠正，体内的水电解质难以维持平衡，那么身体各个系统都会受到影响，不堪重荷，出现病理状态，也更容易得病。

三、哪些药物可以治疗失眠？

对重度失眠、顽固性失眠可采取中西医结合的药物治疗。

为了尽快控制失眠症状，睡前可配合镇静安眠类药物，患者可以按需短期使用，症状缓解后即可停药。

针对负性生活事件等慢性压力持续存在，焦虑抑郁情绪反应明显的患者，可联合适量抗焦虑抑郁类药物。

四、哪类人群需要药物干预治疗？

中老年人：对于这类人群宜尽早进行药物干预管理，以尽快缓解失眠症状为要。

失眠会对老年人造成明显的近期和远期心理健康损害。老年患者一般病程较长，深睡眠时间短，病情复杂且易反复，常共病焦虑、抑郁等负性情绪及高血压、糖尿病、冠状动脉粥样硬化性心脏病、脑血管病、肿瘤等慢性病。

五、其他特殊人群的治疗建议？

儿童及青少年：儿童及青少年失眠的治疗方法以睡眠卫生教育、认知行为治疗、非药物治疗等综合管理为主。

妊娠及哺乳期妇女：应激性失眠在妊娠期及哺乳期也很常见，其可导致不良妊娠结局，如围产期抑郁、妊娠糖尿病、先兆子痫、早产、产后焦虑和抑郁等。宜以早预防、早诊断、早干预，以睡眠卫生教育、认知行为治疗、非药物治疗等绿色治疗为主，必要时配合中医辨证论治调适。

更年期妇女：应激性失眠是围绝经期和绝经期女性的普遍问题，更年期睡眠障碍包括睡眠启动和维持困难、频繁夜间觉醒和睡眠质量不佳。相比绝经前，绝经后女性的睡眠质量更差，会出现睡眠潜伏期和夜间清醒时间延长。更年期失眠与生理、心理、社会应激密切相关。宜尽早采用中医辨证论治干预、非药物干预、心理压力管理等综合治疗。

六、睡眠力即免疫力

拥有规律而充足的睡眠在对抗病毒入侵、提高免疫力方面发挥着重要作用。希望大家重视应激性失眠的治疗，拥有更好的"睡眠力"。

（葛　艳）

作者简介

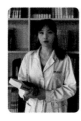

复旦大学药学院毕业，主管药师、审方药师、执业药师

同济大学附属精神卫生中心（上海市浦东新区精神卫生中心）药剂科负责人、临床药师

上海市医学会临床药学专科分会精神药物学组成员

2017 年度上海市医院协会临床药师培训优秀学员

葛　艳　2018 年度上海市浦东新区优秀药师

承担及参与院级以上科研项目 3 项，发表论文数篇，参编精神、心理科普图书 2 部。主攻精神科临床药学，擅长精神科药物科普工作。

以第一作者撰写《精神专科医院药学门诊基于 PDCA 管理模式的应用与效果》获第 11 届上海市医院管理学术大会三

等奖。作为"奥利给队"参赛队员参与 2020 年上海医院协会精神卫生中心管理专业委员会"乐在欣中"抑郁焦虑解析大赛获优秀奖。参与撰写的科普作品在 2022 年上海市医学会精神医学学术年会举办的第二届精神心理医学科普作品大赛荣获"优秀作品奖"。

与健康同行——科学使用安眠药

大脑说："我想睡觉了！"，而身体却说："不，你不想！"；"睁开眼怎么才睡了 2 小时，再睁开眼，哎，3 小时，再睁开眼，3 个半小时……"；"不管几时入睡，凌晨三点准醒，醒后再入睡更难，只好瞪眼到天亮"……失眠了怎么躺都不对，就像爱上一个不爱自己的人怎么做都不好，每晚的死磕让睡眠变成一种负担、一种奢望。

据 WHO 数据调查显示，全球有 27% 的人有睡眠障碍，其中中国占全球失眠人数的 38.2%。对很多现代人而言，不想熬夜是真的，睡不着也是真的，安眠药似乎变成可以让人"解脱"的"神药"。在 3 月 21 日的"世界睡眠日"来临之际，笔者为正在服用或想服用安眠药的患者做一期安眠药物的科普。

问题 1：可不可以自行服用安眠药物？

答：安眠药物治疗的仅仅是失眠症状，而不是失眠本身。所谓"每个睡不着的夜晚，都会有个不良的情绪在背后"，如因焦虑、抑郁所致的失眠，应该治疗控制原发病而不是死磕睡眠问题。其实，失眠的治疗有许多方法，药物不是唯一方法。

问题 2：医生给开了安眠药，是不是今后只能靠它才能入睡?

答：当然不需要。专业医生一定是会在初次用药前就告知你，不要长期、大量服用安眠药物，因为这些药物容易产生依赖、成瘾。即使是慢性失眠患者，也应当间歇治疗或者按需治疗，而不主张长期连续给药治疗。(这是失眠与其他慢性病治疗不一样的地方)。

问题 3：安眠药吃多了不好，如果想尽可能地不吃或少吃，有什么好方法呢?

答：今天特别困，那就别吃了！如果明天不是重要日子，那就先不吃药，上床后 30 分钟仍不能入睡可即时服药。自己睡着但夜间醒来无法再次入睡，并且距离预期起床时间大于 5 小时，可即时服用半衰期短的药物。

问题 4：服用治疗其他疾病的药物会影响安眠药的疗效吗?

答：可能会。因此建议就诊时，一定要与医师或药师清楚说明正在服用的药物以及一些自身的过敏、禁忌问题等。比如有些药物中的成分作用会与安眠药的作用重叠，如日常可能会服用到的感冒药等。

问题 5：长期服用安眠药，会得阿尔茨海默病?

答：至今并没有明确的证据表明安眠药会造成阿尔茨海默病，二者并无直接的因果关联。但不排除本身有阿尔茨海默症的患者同时失眠，因为失眠可能是其阿尔茨海默病发病的前期表现之一。反倒是充足的睡眠有利于脑保护，降低发生阿尔茨海默病的风险。

问题 6：打算停药了，去医院太麻烦，自行停用安眠药物可以吗？

答：千万不可以。尤其是已经使用了一段时间的安眠药物后，要警惕撤药反应，避免突然停药。可以采取逐渐减少药量，但这也是需要有一个过程，每一阶段也都需要有"巩固期"。这个过程中配合一两次复诊，并不会占用你很多时间。

寄语

"睡不着"并不意味失眠。2017 版的《中国成人失眠诊断和治疗指南》指出，失眠是指尽管有合适的睡眠机会和睡眠环境，依然对睡眠时间和（或）质量感到不满足，并且影响日间社会功能的一种主观体验。它包括下面的一项或者几项表现：

- 入睡困难（入睡需要的时间超过 30 分钟）；
- 早醒、睡眠质量下降和总睡眠时间减少（通常少于 6.5 小时）；
- 睡眠维持障碍（整夜醒来的次数 ≥ 2 次）；
- 睡眠不深、容易觉醒、多梦早醒、再睡困难、醒后不适等；
- 同时伴有日间功能障碍，比如疲劳、情绪低落、烦躁容易激动、精力体力下降、脑子反应变慢、注意力不集中、记不住东西等。

　　我们不能依靠睡眠时间来判断是否存在失眠，因为个体差异较大，并不是每个人都需要 8 小时的睡眠。同样睡眠时间也不是衡量疾病及药效的主要标准。

　　要学会自我观察，切忌随意服药，医生一定会帮助患者找到最佳的控制睡眠及药物治疗的方法。

　　"不能再想了，快睡觉！"

（葛　艳）

舞蹈训练对青少年身心健康的影响知多少

　　舞蹈，一种独特的艺术形式，通过身体的律动和姿态的展现，传达着情感和意境。不仅是一项艺术活动，更是一种身心发展的有益途径。实践证明，学习舞蹈的学生经过长期、专业、系统训练，提高了身体的协调性和柔韧性，增强了肌肉力量和耐力，培养了自信心和表现能力，让他们更加自信地展现自己的才华和魅力。

一、舞蹈训练对青少年身心健康的影响

　　舞蹈教育对青少年的身心有积极的影响，它可以培养青少年积极正确的美学观念，让青少年的审美能力、道德品质得到进一步的发展和提升，增强学习和表演方面的能力，促进智力发展，加强自我修养，提高他们与团队的老师同学合作相处的能力，对青少年而言异常重要。舞蹈的一个突出优势就是舞蹈是身体的朋友，相较于其他相对激烈的锻炼而言，舞蹈是通过优雅且缓慢动作来进行锻炼的，并不是借助其他相对激烈的动作，让人体保持极限状态。舞蹈家史密斯说过，他可以让人人都跳舞，舞蹈并不是说在原地将腿抬得多高，或者是转多少圈来判断自己舞蹈完成效果与否，而是舞者需要在舞蹈过程中集中精神，将舞蹈的意识和自身的情感通过动作来表达。就像唱歌一样，歌唱者需要在歌曲中融入属于自己的情感

和灵魂，这样才能够成为一个合格的歌唱者，舞蹈练习更是如此。

1. 生理影响

舞蹈能够强化青少年的机体循环，可以降低血压，帮助活动关节，还可以燃烧能量。首先在强化机体循环方面，舞蹈本身属于一种全身协调性的运动。在舞蹈过程中，青少年的全身都需要配合舞蹈，这样能帮助肌肉始终处于紧绷状态。肌肉在这种状况下也需要更多的氧气循环系统，将氧气带给肌肉，这样会使得整个跳舞者的心跳加快，体内的血流量增加，人体残留的细胞毒素就会被彻底清除；传送细胞赖以生存的氧气，有助于整个人体加快循环，促进人体新陈代谢，让机体保持健康状态，避免出现肥胖或者其他不良情况。也有部分舞蹈者将舞蹈作为锻炼，他们在学习舞蹈之后，虽然饮食并没做到合理或完善控制，但自己的体重和身形都得到良性化发展。由此可见，舞蹈可以帮助推动人体的生理功能，加快新陈代谢，让舞蹈者的身心处于愉悦状态，提高机体生理功能。另外，舞蹈能够降低血压。近年来临床研究发现，伴随着社会竞争的不断加剧，人们在学习、工作等因素影响下，容易产生较高的精神压力，压力较大会让人体的精神长期处于紧绷状态，在这种不良的生理状态下，人体就很容易出现高血压或血压波动的情况。不良生活习惯也会造成高血压，高血压近年来已经有低龄化的发展趋势。在现代医学研究中发现，适当的舞蹈运动有助于对高血压患者的血压进行有效控制。长期保持运动锻炼的习惯，帮助高血压患者在接受治疗时血压控制状况更为良好。将舞蹈训练融入患者恢复的过程中，长远效果非常好，但如果高血压患者的症状相对严重，病程较长，就不适合进行大量的舞蹈锻炼，具体情况要根据实际来调整，这样才能帮助舞蹈训练发挥降低血压的作用。此外，由于舞蹈在进行过程中需要人体各关节协调，所以舞蹈练习能让患者的关节始终保持活动状态，如果人体时刻保持关节活动，那么人体就会向关节腔内产生自身的天然润滑剂，保障人体关节始终处于良好活动状态。在现代社会中，因工作、学习的需要，人们往往会久坐，从而经常出现关节麻木或者僵硬的状态，这都是由于人体没有足够的关节活动造成的。这和机械运动是一个道理，如果一台机器长期保持静止进行，没有进行活动就会生锈，关节不灵活也会造成人体的运动机能降低。舞蹈则能在练习过程中借助有效的方式让体液在人体内循环，保持关节的湿润，避免出现关节僵硬和其他关节劳累病症。还可以燃烧能量，现代临床研究发现，轻度的舞蹈运动每小时可燃烧300卡路里左右，久坐不动每小时燃烧的卡路里仅为100。缺乏运动会让人体处于肥胖状态，面对这种情况，通过舞蹈练习还能够帮助青少年控制体重，舞蹈幅度越大，动作越复杂，燃烧能量更多，体重控制效果也更好。

2.心理影响

一方面，舞蹈有效缓解压力。现代行为心理学研究发现，运动可以帮助人体缓解压力，尤其是重复性的运动，这样能够有助于缓解人体内心的张力。现代人，尤其是青少年在进行舞蹈练习时通过适当的舞蹈动作可以缓解心理压力，进一步改善人体机能。另一方面，舞蹈可以增强自信。现在教育压力很大，老师和家长对于青少年都具有较高的期望，在教学过程中采取粗暴直接的填鸭式方式教学，不仅缺陷较多，也很容易引发青少年出现自卑厌学等情绪。一些家长和老师不但无法理解青春期青少年们内心的压力，有的还认为是他们无理取闹，反而加重批评，这样就会造成青少年越发怀疑自己，让他们情绪持续低落。舞蹈作为一项非常简单的运动，可以让他们在日常借助重复性练习动作来缓解自身的压力，在优美的舞蹈和悠扬的音乐中找到自信，帮助他们找回更加自信的心理状态。

二、手工艺术治疗对精神分裂症的康复疗效

1. 提供情感表达途径

精神分裂症患者往往存在情感困扰和沟通障碍。手工艺术治疗可以通过绘画、雕塑、手工制作等形式，为患者提供一个非语言性的情感表达途径，帮助他们释放和表达内心的情感。

2. 增强自我意识和认知能力

手工艺术治疗需要患者集中注意力、进行观察和创作。这个过程可以帮助患者提高自我意识和专注力，培养细致入微的观察能力，并提高认知和思维能力。

3. 增强自尊和自信心

精神分裂症患者常常面临自尊心和自信心的缺失。通过参与手工艺术活动，他们可以通过创作出具有个人特色的作品，获得成就感，提高自尊和自信心。

4. 减轻焦虑和压力

手工艺术治疗可以帮助患者专注于创作活动，转移注意力，减少对内心焦虑和外界压力的关注。这有助于改善精神分裂症患者的情绪状态，缓解他们的焦虑和压力。

需要注意的是，手工艺术治疗作为辅助治疗方法，通常与药物

治疗、心理治疗等综合应用，以实现更好的康复效果。对于精神分裂症患者，应该在医生或专业治疗师的指导下进行手工艺术治疗，以确保安全性和有效性。舞蹈教育对青少年心理有积极的影响，具有多方面的价值和意义。它不仅能够帮助青少年塑造优雅的气质和良好体态，还能够培养他们的团队合作意识和社交能力，锻炼意志品质和毅力，以及促进身体健康发展。因此，我们应该鼓励青少年积极参与舞蹈训练，感受舞蹈的魅力与价值。

（朱晓春　王　璟）

作者简介

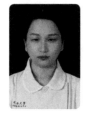

朱晓春

同济大学附属精神卫生中心（上海市浦东新区精神卫生中心）中西医结合失眠诊疗中心护士长、主管护师

从事精神科临床护理工作25年，尤其擅长失眠症、抑郁症、焦虑障碍、童年情绪障碍等患者的护理。

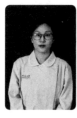

王　璟

同济大学附属精神卫生中心（上海市浦东新区精神卫生中心）中西医结合失眠诊疗中心护师

从事精神科临床护理工作23年，尤其擅长精神分裂症、情感障碍、失眠症等患者的护理。

告别失眠，从舞动开始

随着社会的快速发展，人们的生活、工作和学习压力也逐渐加大，失眠已成为大众的普遍问题，它作为影响健康的重要"隐形杀手"之一，正不断威胁着人类的健康。如何正确认识失眠并找到一种及时有效的治疗方法是刻不容缓的事。本文将为你讲解"舞动治疗"为失眠患者带来的益处。

一、失眠是什么?

简单来说，失眠就是睡眠质量差，患者可能会有入睡困难、容易惊醒以及早醒多梦等情况，严重情况下可能会导致彻夜不眠，睡眠时间根本得不到有效保证。而长期持续下去，可能会引起心烦意乱和疲乏无力等症状，还会引起记忆力减退和注意力涣散，诱发一些身心疾病。

二、失眠的影响因素

1. 心理因素

心理因素在失眠的发病原因中所占比例约为 40%~50%。一些负面的生活事件，如亲人去世、家庭破裂、工作压力过大等，以及负面的心理因素，如焦虑、抑郁等，都可以导致情绪低落、思虑过多，从而可能引起失眠症。

2. 生理因素

老年人激素水平下降，从而导致对情绪的控制能力下降，容易引起失眠症。青壮年由于精力旺盛，脑力劳动过度，长期处于紧张状态等，也容易导致失眠症的发生。

3. 社会环境因素

生活节奏的加快，生活压力日益增大，部分人群面临比较大的学习、工作和生活压力，而且生活环境不佳，如有灯光照射、噪音、强光照射、床板过硬等，都可能会导致失眠症。另外，医源性因素，如通过注射麻醉药或者手术进行麻醉后，也容易导致失眠症。

4. 其他因素

对于儿童时期以及未满 18 岁的青少年，由于大脑皮质没有完全发育成熟，因此对于情绪的控制能力较差，容易导致失眠症。此外，怀孕期间的女性，由于体内激素水平变化，以及生理变化，也容易导致女性出现失眠症。

三、失眠的舞动治疗

针对失眠，除了进行药物治疗外，心理治疗干预也非常重要。

1. 舞动治疗的概念

舞动治疗（dance movement therapy，DMT）是心理治疗的一种方式，它源于欧洲，兴于美国，又被称为"舞蹈 / 动作治疗"，是在心理治疗过程中使用动作来促进情绪、身体、认知、生理和社会的整合。作为心理、生理和艺术等学科相结合的产物，具有传统的心理治疗不具备的优势。近几年来，舞动治疗的应用非常广泛，不仅对临床的失眠患者有效，对普通大众人群的失眠也适用。

2. 舞动治疗的益处

情感表达和释放：舞动不仅能够陶冶情操，还可以锻炼身体，调节情绪起到防病的作用；优美的动作、欢快的旋律、轻松的节奏可以使内心深处的焦虑、愤怒、抑郁、憋屈等不良情绪释放出来。

改善记忆：舞动还可以调节各个脏腑的功能，令气血通畅，并且可以调节中枢神经系统和自主神经系统的功能。

压力管理：舞动还会使失眠患者有轻度疲劳的感觉，使兴奋状态得到一定的抑制，焦虑状态也会随之得到缓解，有利于身心健康和促进睡眠。

3. 舞动治疗的时间

舞动治疗的周期为 2 个月，每周 5 次，每次 60 分钟，10 次为 1 个疗程，共治疗 4 个疗程。内容为：健身操：如热身关节操，使得患者全身放松，消除紧张的情绪；指运疗法：如敲打非洲鼓，能够锻炼手指的灵活度，平衡机体灵活性；舞蹈训练：如学习民族舞、古典舞、交谊舞等能够增强患者的协调能力，改善肢体的功能。

4. 舞动治疗的步骤

（1）热身：所有成员在音乐的节奏中进行简短自我介绍后开始小游戏，如松鼠搬家、数字游戏等，首先活跃现场的气氛，使交流更顺畅。

（2）放松训练：由治疗师引领进行 5 分钟左右的放松训练，如思维冥想、肌肉放松训练等，使参与者全身心放松与投入。

（3）治疗师展示：由治疗师向参与者进行本次活动舞动动作的演示，讲解要领，相应的舞蹈动作需简单易学，由浅入深。

（4）患者参与：由参与者根据自身所悟随意发挥，通过这个阶段可以使参与者了解近距离、中距离、远距离的区别，体会自身与天地、外界的连接，也可以通过参与者之间的互相配合，训练其与周围人群相处的能力，更好地处理人与人之间的关系。

（5）成员分享：舞动过后将参与者分成几个小组，每小组花5分钟各自分享自己舞动的感受及过程中所遇到的困难，5分钟后集中，每组推荐1人与大家进行分享。

（6）总结：治疗师归纳本次舞动治疗的收获，秉着不评论、不批判的原则，鼓励所有参与者打开自我，主动与他人分享内心感受，增强参与者自信心并有所感悟。

4. 舞动治疗的注意事项

治疗师编排其特定的舞蹈，内容不一，主要以旋律优雅的交谊舞和节奏轻快的健身操为主。治疗中通过示范、模仿和讲解的方法，让患者放松身心，集中注意力，融汇于形体的律动性。在治疗过程中，发挥患者自身的主观能动性，尽最大限度地完成身体旋转、弹跳、前倾、后仰等动作，使身体处于一种不平衡状态，这样有利于刺激大脑的组织、协调和平衡能力，与患者建立起良好的人际关系。通过舞动所带来的一系列身体和肢体活动，使患者体内的能量得到宣泄和消耗，加上音乐的节律性感应，使患者缓解紧张的情绪，感受到身心上的舒适。

四、案例分析

1. 理解情感的舞动旋律

小静，一个年仅 15 岁的少女，她笼罩在巨大的学业压力和家庭压力之下，把她压得透不过气来，导致长期失眠。然而，在舞动治疗室里，她的肢体开始随着音乐摇摆，表达着内心的困扰。随着时间的推移，这位少女用她的舞蹈来诉说内心的故事，释放了那些被压抑的情感。这不仅让她渐渐缓解了内心的压力、摆脱了情绪的困扰，改善了失眠状态，还让她发现了内心的力量和坚韧。

2. 音乐中的美好记忆

老张，一位 70 岁的快乐老人，在他的世界里只有快乐没有忧愁。他有一个绰号叫"不知道"，因为他像鱼儿一样，只有几十秒的记忆，你问他早饭吃了什么，他说不知道，你问他 24 小时照顾他的陪护叫什么，他也说不知道，你问他刚才拿在手里的杯子在哪里，他还是不知道。就是这样一位老人，当他每次走进舞动治疗室，拿起非洲鼓，就会敲起前一天治疗师教会他的练习曲《你笑起来真好看》的音乐节拍——咚啪，咚咚啪；咚啪，咚咚啪；咚啪，咚咚啪；咚啪，咚咚啪咚啪，咚啪。然后就在此刻奇迹出现了，他不仅不会忘记非洲鼓节拍，还会记起当时学习的人和场景。这不仅让他锻炼了身体，还提高了注意力和记忆力，活动当晚他会睡得特别香，大家都认为，是音乐勾起了他美好的回忆。

3. 压力管理

黄女士是一位 32 岁的中年外企员工，工作正处于上升期。由于高强度、快节奏的工作，她长期笼罩在巨大的工作压力之下，久而久之出现了失眠的情况。长时间的睡眠不足让她在工作时常常走神、状态不佳，平日需要借助药物辅助入睡，并渐渐产生了依赖性。然而，在舞动治疗室里，她找到了宁静的快乐和放松身心的体验。她的身体开始随着音乐移动、展开，尽最大限度地完成身体旋转、弹跳、前倾、后仰等动作。随着时间的推移，体内的压力渐渐得到宣泄和释放，摆脱了情绪的困扰，使其身心感到舒适，促进了睡眠。

五、总结

综上所述，舞动治疗是可以让人们的心情放松、排遣压力，从而让失眠远离大家。在日常工作、生活中，我们要充分认识并重视失眠，尽早发现并辅以及时有效的治疗，如此才能更好地改善睡眠状态，提高健康状况和生命质量。

（孔　燕）

作者简介

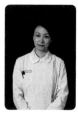

本科毕业于上海交通大学护理学

同济大学附属精神卫生中心（上海市浦东新区精神卫生中心）主管护师，中级心理治疗师

从事精神科护理 26 年，主持区科经委面上项目 1 项，区卫健委科普项目 1 项，发表论文 12 篇，科普文章 3 篇，出版著作 2 部。成功申请实用新型专利 2 项。

孔　燕

用垃圾分类法谈失眠

如今人们已经对"垃圾分类"非常熟知，但是曾经当这个名字刚闯入我们生活的时候，各种观点褒贬不一、此起彼伏。虽然垃圾分类指南的颁布在网上线下吵翻天，但也成就了"拎得清"的现代人。

曾经有人将垃圾比喻成放错地方的资源，如今的垃圾分类就是在将"敌人"变成"朋友"。那么笔者就借鉴垃圾分类法科普下我们的失眠指南，让更多的"失眠族"了解失眠，克服失眠，最终睡上好觉。

先来看看失眠问题的严重性。成年人中符合失眠症诊断标准者在 10%~15%，近半数严重失眠可持续 10 年以上，而在近些年的调查中发现，我国内地成年人中有失眠症状者高达 57%，比例远超过欧美等发达国家。

一、什么是失眠？

简而言之，失眠就是对睡眠的数量（时间）和质量不满足，并影响了白天的正常学习或生活或工作等。

二、哪些工具能诊断失眠呢?

就像主观条件和客观条件共同制约着垃圾分类的推进一样,失眠的评估除了临床大体评估外,还需要主客观评测工具共同参与评估。

失眠的主观评测工具有睡眠日记、量表评估(匹兹堡睡眠质量指数、睡眠障碍评定量表、Epworth 嗜睡量表、失眠严重指数量表等)。

失眠的客观评测工具包括多导睡眠图(PSG)、多次睡眠潜伏期试验(MSLT)和体动记录检查。但这些并非失眠的常规检查,只有当合并其他睡眠疾病、诊断不明、顽固而难治性失眠、有暴力行为时应考虑这些辅助方法。

三、怎样进行失眠分类呢?

如果借鉴垃圾分类的两分法,即把垃圾分为干、湿两类。我们也可以把失眠分为两类——原发性失眠与继发性失眠。原发性失眠通常缺少明确病因(其中包括心理生理性失眠、特发性失眠、主观性失眠),有待科学家们的进一步原因研究。

继发性失眠包括由于躯体疾病、精神障碍、药物滥用等引起的失眠,以及与睡眠呼吸紊乱、睡眠运动障碍等相关的失眠,因此通常需要同时解决相关疾病。

四、失眠如何对症处理呢?

就像垃圾经过分类后的目的是为了便于处理那样,我们针对失眠的干预也有多种方法,主要包括药物治疗和非药物治疗。

目前主导的治疗仍旧是药物治疗,当然药物的种类众多,不同人群,不同症状表现,选择药物一定因人而异。

另外,心理行为治疗的方法,主要是认知行为治疗(CBT-I),是通过改变信念系统,发挥自我效能利用,进而改善失眠症状。

饮食疗法、芳香疗法、按摩、顺势疗法、光照疗法等,因缺乏令人信服的大样本对照研究,因此并不推荐。

(孙喜蓉)

夜晚的守护者：理解和支持长期失眠 患者的家庭照护者

失眠作为临床常见疾病，患者的常见症状包括入睡困难、睡眠质量差、睡眠时间短、记忆力减退、注意力下降等。目前，临床医学对于失眠还没有形成全面认知，因此，针对失眠的治疗主要以明确病因，然后对症进行有效干预为主导。但是，失眠的临床治疗效果并不理想，大部分患者依然遭受着失眠症的折磨，给予其生活带来了诸多不便，导致患者的生活质量大幅度下降。那么，在日常生活中应采取一些积极的护理举措，尽量减轻失眠患者的痛苦。本文针对长期失眠患者的家庭照护展开深入研究。

一、长期失眠的危害

1. 内分泌失调

长期失眠会对患者的机体造成一定危害，而内分泌失调就是表现最为突出的一个，机体内部的正常运行离不开五脏六腑的支持。除此之外，为了促使机体处于平衡状态，必要的激素也为人体的有效运行发挥了积极作用。而借助于睡眠能够有效补充激素，如果失眠将会致使机体出现激素不足的情况，从而打破机体内部的平衡状态。如果机体一旦出现内分泌失调，那么想要通过后期调理来实现恢复理想状态是非常困难的。并且在内分泌失调的影响下，机体会逐渐出现多种不适症状，严重危及患者的身体健康。

2. 产生负面情绪

长期失眠会致使机体无法正常休息，而大脑神经就会长时间处于紧绷状态，身体各项机能也长时间处于运转状态，极易给患者带来巨大的精神压力，久而久之患者会出现严重的负面情绪，例如，暴躁、抑郁以及自卑等。基于这样的恶性循环，患者的失眠情况也会愈加严重，进而对其家属也会造成一定的负面影响。

3. 有损大脑智力

失眠患者由于长时间处于睡眠不足的情况下，因此会对其大脑造成一定损伤，致使患者脑细胞出现衰退的情况，进而导致患者出现神经衰弱。除此之外，长期失眠还会增加患者脑卒中等一系列心脑血管疾病的发生风险。

4. 引发严重疾病

长期失眠还容易诱发患者出现多种严重疾病，例如，睡眠不足会严重刺激患者的胃，进而降低胃部血流量，严重损伤胃部的修复能力，导致患者胃部黏膜变薄，极易发生胃溃疡等胃部疾病。如果患者出现睡眠紊乱的情况，还会严重影响患者的细胞分裂，最终诱发癌变。

二、家庭照护者理解和支持长期失眠患者的策略

1. 对失眠患者实施全面准确的睡眠情况评估

家庭照护者在给予长期失眠患者进行护理前，首先应该对患者

的睡眠情况展开全面且精准的评估。例如，患者需要多久才能够入睡，患者是否需要强迫自己入睡，患者是否午睡以及午睡时长，患者白天时是否会感到疲劳与精力不足，患者持续睡眠时长是多久，清晨大概什么时间醒来，患者是否服用了助眠药物等。只有全面地掌握患者这些睡眠情况，家庭照护者才能够针对性的采取对症干预举措，尽量帮助患者更好地入睡，进一步提升患者的睡眠的质量。

2. 获取失眠患者睡眠情况的工具

（1）睡眠监测日记：睡眠监测日记作为当下广泛运用的睡眠评估工具，凭借着经济实用且评估结果准确的优势，被失眠患者普遍接受。睡眠监测日记可以更为精准地监测患者睡眠情况，睡眠患者可以在起床后的 30 分钟内，尝试将自己前一晚的睡眠情况，与白天的嗜睡情况等进行详细的记录。

（2）睡眠调查问卷：睡眠调查问卷也是获取失眠患者睡眠情况的重要工具，主要应用于对患者睡眠质量、睡眠特征、睡眠行为以及睡眠症状等展开有效评估。当下，常用的睡眠调查问卷主要包括睡眠质量评估表、匹兹堡睡眠质量指数量表等。

3. 针对长期失眠患者的应对举措

（1）积极营造舒适睡眠环境：失眠患者对于睡眠环境的要求相对较高，家庭照护者为了提升患者的睡眠质量，应该积极为患者营造舒适的睡眠环境。如果是夏季的话，尽量将室内温度保持在25~28℃；如果是冬季的话，尽量将室内温度维持在 18~22℃。强光会经由视网膜以及视神经产生刺激，导致大脑出现兴奋状态，使人感觉心神不宁，无法顺利入睡。基于此情况，家庭照护者应该保障患者的床铺设置在室内相对幽暗的位置，或者可以借助屏风等设施，从而将休息区域与活动区域有效区分开。失眠患者的卧室应尽量选择遮光效果好的深色窗帘，患者睡眠前一定要将窗帘拉上，并且关闭室内所有照明设备。如果患者存在特殊情况的话，可以将室内洗手间的灯打开，或者在室内角落增设小夜灯，避免光线直射患者眼部，从而影响患者入睡时间以及睡眠质量。失眠患者对于噪音的敏感度非常高，因此，患者睡眠时一定要保证其卧室相对安静。

（2）有效做好晚间睡眠照护：为了最大限度地提升失眠患者的身体舒适度，家庭照护者应该督促患者完成个人清洁，然后帮助其整理好床铺。失眠患者尽量使用纯棉材质的床上用品，最大限度地提升失眠患者的舒适性。很多失眠困扰者会在床上尝试各种入睡方法，而近年来好的睡眠习惯主张只有强烈的困意来临时才走近睡眠的空间（卧室），睡前刷手机玩游戏的习惯更是不可取。从中医角度来看，正确的睡姿对于睡眠质量具有一定影响，通过正确的睡姿有利于减轻疲劳，因此，建议失眠患者尽量采取仰卧体位，有助于促进血液循环。值得注意的是，失眠患者仰卧体位睡觉时，切忌不可将手放于胸部，避免给予患者造成压迫感，进而增加患者做梦的概率。侧卧能够促使患者全身肌肉处于放松状态，还有利于加快患者的肠胃蠕动。不过，失眠患者在保持侧卧体位时，一定要保持腿部的自然弯曲，并且有心脏疾病的患者最好选择右侧卧体位，避免给予心脏造成压迫感而加大心脏疾病的发病率。

（3）稳定失眠患者的情绪：睡觉之前失眠患者必须保持情绪的稳定和心态的平和，家庭照护者应该积极帮助患者调节情绪，密切观察患者的情绪变化，如果发现情绪波动或者是低落，那么家庭照护者应该借助于交谈与倾听的方式，对其展开心理疏导，最大限度地帮助患者恢复情绪的稳定。除此之外，在日常生活中应该多与患者交流，积极鼓励和关心患者，借助于良好的家庭氛围，有效舒缓失眠患者的心理压力，为提升其睡眠质量奠定有利基础。

（4）做好科学合理的饮食指导：睡眠患者的饮食也应该合理控制，如晚餐应该尽量保持七分饱，并且在睡眠之前避免吃零食或过多饮水。除此之外，失眠患者还应该避免喝咖啡以及浓茶等导致神经保持兴奋的饮料。在睡觉之前，患者可以适量喝一些牛奶，帮助其顺利入眠。在日常饮食中，失眠患者可以多补充一些有益于睡眠的食物。

（5）多种方法促进睡眠：家庭照护者应该根据失眠患者的实际身体情况，督促其在白天进行适当的小强度体育锻炼，如散步、太极拳、八段锦、慢跑等，帮助其消耗体力。值得注意的是，失眠患者应在睡前1小时避免剧烈运动。

如果失眠患者实在无法入睡，那么家庭照护者可以借助音乐疗法为患者放一些旋律优美、节奏舒缓的音乐，能有效缓解患者的紧张情况，转移其注意力，为帮助其顺利入睡发挥积极作用。

家庭照护者还可以给患者做一些放松按摩，通过轻柔的按压其面部、肩颈部、背部以及腰部等肌肉，起到有效的放松作用，并且借助加快血液循环从而达到加快患者入眠的效果。或者选择一个患者喜欢的松弛疗法，跟着程序一步一步地放松，也是非常有效的降低交感神经兴奋性的方法。为了加快失眠患者入眠，也可以让患者在睡前用温热水泡泡脚，通过加快血液循环帮助其快速入眠。

除此之外，也可以尝试芳香疗法。选择喜欢的熏衣草、玫瑰、中药复方或复方精油，通过吸入、按摩、沐浴时滴入或者香薰法，可以帮助患者进入香甜的梦乡。

三、总结

　　随着生活压力与工作压力的不断增大，失眠患者的数量呈现逐年上升，失眠对于患者的健康有着极大的威胁。虽然目前临床上针对失眠还没有彻底治愈的方法，但是还是建议患者及时就医，严格遵医嘱采取正确的对症治疗方法。除此之外，在日常生活中，家庭照护者也应该采取多样化的护理干预手段，帮助患者有效缓解紧张情绪，有助于顺利入眠，进一步地提升患者的睡眠质量。

（章　蕾）

作者简介

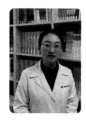

章　蕾

南方医科大学护理本科，同济大学护理硕士研究生在读
主管护师，中级心理治疗师
同济大学附属精神卫生中心（上海市浦东新区精神卫生中心）护理部副科长
从事心理疾病、精神疾病护理14年余。研究方向为精神专科、心理护理、创伤知情照护。发表中文核心期刊论文3篇，SCI 4篇，科普文章3篇，科普视频1篇；参编科普图书2本，学术专著1本。

给疲惫的大脑来一场"磁疗"吧

一只羊，两只羊，三只羊……躺在床上翻来覆去睡不着。随着社会现代化发展，生活节奏不断加快，各种压力不断增多，致使失眠症像流行病一样蔓延。根据 WHO 最新调查统计，显示，约 27% 的人存在不同程度睡眠障碍，各国成年人睡眠障碍患病率分别为巴西 40%、美国 35%、英国 30%、法国 25%、中国 43%。《2023 中国国民健康睡眠白皮书》报告显示，中国人平均睡眠时间为 7.23 小时，但睡眠质量普遍较低，睡眠障碍的比例高达 38.2%。睡眠障碍疾病的发病率逐年上升，已经成为一个社会性难题。失眠可诱发各种心脑血管疾病，还可能引发抑郁、焦虑等多种精神疾病，容易导致记忆力减退、注意力下降、机体免疫力下降等其他心理和生理障碍，给患者带来极大的痛苦。因此，探索行之有效的治疗失眠的方法已是国内外关注的热点。

一、什么是失眠？

失眠症是一种持续相当长时间的睡眠的质和（或）量令人不满意的状况。在《国际疾病分类（第十次修订版）》（ICD-10）的诊断要点：

1. 主诉或是入睡困难，或是难以维持睡眠，或是睡眠质量差。

（1）这种睡眠紊乱每周至少发生 3 次并持续 1 个月以上；

（2）日夜专注于失眠，过分担心失眠的后果。

2. 睡眠量和（或）质的不满意引起了明显的苦恼或影响了社会及职业功能。

二、如何治疗失眠?

《中国失眠诊断与治疗指南》中推荐的治疗方式主要包括药物治疗和非药物治疗。其中临床上很多失眠患者会选择服用以苯二氮䓬类为代表的药物来帮助入睡。理想的安眠药应具备能够快速催眠，对睡眠结构不造成紊乱，无宿醉作用，不引起人体的耐药性、依赖性、成瘾性、无活性代谢产物及同其他药物无相互作用等条件。但是，目前市场上还没有符合上述要求的药物。目前的安眠类药物都是通过抑制中枢神经系统使人入睡。有的安眠类药物在开始服用时常常会出现精神不振、乏力、头昏、注意力涣散、记忆力减退等现象，长时间使用会导致体内滞留，或者是由于用量不当，都会造成体内药物的积聚，产生各种不良反应。长期服用很可能会形成药物依赖，影响中枢神经系统，即使骤然停用后还可能出现失眠反跳情况。除此之外，安眠药同时也抑制了大脑的其他功能，尤其是影响认知和记忆功能，产生注意力不集中、思维迟钝、健忘等现象。这些药物大多是经过肝脏、肾脏进行代谢的，长期服用会增加肝肾的负担，有的患者会出现肝脏肿大、肝区疼痛、转氨酶升高、蛋白尿、血尿、恶心、呕吐、腹部胀满、便秘等症状。

相对于药物治疗来说，非药物治疗如心理疗法或认知行为疗法起效较慢，疗程时间较长，大多数患者由于依从性问题难以长期坚持。此外，新兴起的非药物治疗还有物理疗法，包括声、光、电、磁等无创治疗方式，用以稳定患者情绪，进而诱导睡眠。另外，中医疗法如针灸、穴位磁疗、穴位电疗等都属于物理疗法，在失眠的诊疗中也有尝试。与药物治疗相比，物理疗法治疗失眠见效较慢，但由于没有药物治疗对肝肾等功能的损害，也不会产生宿醉效应，因此可以长期使用。指南中也推荐临床使用重复经颅磁刺激治疗（repetitive transcranial magnetic stimulation, rTMS）失眠，认为该技术是治疗慢性失眠症的有效手段。以固定频率和强度连续作用于某一脑区的经颅磁刺激，称为 rTMS。>1Hz 则为高频 rTMS，<1Hz 则为低频 rTMS。rTMS 治疗原发性或继发性失眠的临床试验国内、国外也有相关报道，均证实 rTMS 治疗失眠的有效性和安全性。那么，rTMS 如何治疗失眠的？是否可以在临床推广使用？

三、重复经颅磁刺激治疗改善睡眠的原理

失眠患者除了及时采用药物治疗，在治疗效果欠佳的基础上还可以关注 rTMS 等物理治疗。目前经颅磁刺激治疗在失眠症的治疗上获得了一定的效果。此技术具有无创性，通过神经网络、细胞、突触、分子以及脑组织调节神经功能，诱发组织结构、生化反应、生理功能变化。高频刺激对局部神经元活动有激化效果，增加大脑组织皮质兴奋。而在临床治疗失眠症时多选用低频进行治疗，治疗的原理在于通过刺激大脑皮层的左前额叶皮质，增加了该部位的兴

奋性,导致皮质血液灌注和代谢增加,能缩短睡眠潜伏期,增加深睡眠时间,调整患者的睡眠结构,提高患者的睡眠质量。同时,低频rTMS 刺激具有增加松果体褪黑素分泌的功能,调节去甲肾上腺素和 5- 羟色胺(5-HT)浓度。褪黑素对睡眠觉醒周期有调节作用,对时差造成的昼夜节律紊乱觉醒障碍方面有改善效果,而去甲肾上腺素、5-HT 的增加,可改善患者的负性情绪,进而达到改善失眠症状的目的。

四、重复经颅磁刺激治疗还可以治疗哪些疾病呢?

经颅磁刺激主要用于难治性脑功能疾病的治疗,例如,抑郁、幻听、神经性耳鸣、焦虑、睡眠障碍、强迫症、帕金森病、癫痫病的治疗等。目前,rTMS 应用于康复领域涵盖了各类精神、神经损伤后的功能恢复、康复后生活质量的改变等均取得了良好疗效,甚至国外曾有报道其治疗慢性疼痛、耳鸣也有一定的疗效。

五、重复经颅磁刺激治疗安全吗?

国际经颅磁刺激学会(International Society of Transcranial Magnetic Stimulation, ISTS)对 rTMS 的网址上有安全性和技术要领的大量的规范性要求。由于磁刺激所需的磁场一般产生于线圈,可产生一种无形的磁场,而线圈的刺激位置是与人体无接触的,是非入侵式的刺激,不会产生安全危险。低频 rTMS 作为一种新型的物理治疗技术,相对于药物治疗,其不良反应小,不伴有用药常见的不良反应。相对于其他物理治疗，特别是电休克治疗，rTMS 在治疗过程中，患者不需麻醉镇静，可以完全保持清醒，无痛苦，不会影响认知功能。

然而，经颅磁刺激治疗过程中也会出现不适，最常见的为头皮局部不适，如头晕、头痛等。这种情况绝大多数程度很轻，并且是暂时的，在接受治疗时，头部可能有被敲击的感觉，手指也会颤动，上述这些现象说明脉冲磁场刺激脑部皮层并引起了相应反应，属于正常现象。但此种治疗方式仍有极个别引发癫痫的病例，据数据统计，在开展经颅磁刺激治疗的 30 年里，引发癫痫的报道不超过 30 例，远远低于抗抑郁药物引发癫痫的概率，未见有长期不良影响的报道。因此，经颅磁刺激治疗因其安全性高、易于操作等优势在临床中广泛运用。

六、重复经颅磁刺激治疗有什么禁忌证吗?

1. 有癫痫发作史或强癫痫家族史患者禁止使用高频率和高强度刺激。

2. 脑内有金属植入物者（含耳蜗植入物）禁止使用；经颅磁刺激线圈所在的磁场范围内，可能会导致铁磁性物质产生感应电流、加热、位移或改变程序参数等变化，尤其是 TMS 脉冲能使线圈附近的电子植入物的内部电路损坏，使电子器件发生故障。

3. 植入心脏起搏器者、心脏支架者禁用。

七、重复经颅磁刺激需要长期治疗吗?

一般来说,经颅磁刺激治疗为每天 1 次,每周 5 天,2~3 周为 1 个疗程。在美国的临床实验中患者每周接受 5 次治疗,4~6 周为 1 个疗程,一般 1 个疗程至少 4 周。根据临床研究及文献报告,经颅磁刺激疗效最长可维持 6~12 个月左右,如配合小剂量药物,疗效更加持久。

八、重复经颅磁刺激治疗的疗效与服药冲突吗?

经颅磁刺激治疗与服用药物并不冲突。经颅磁刺激联合药物治疗,具有起效快、用药剂量小、不良反应小等优点。在食品药品监督管理局(FDA)认证的临床实验中,经颅磁刺激治疗是作为单一疗法被评估的,而且很多文献显示经颅磁刺激可以安全地与药物同时使用。

睡眠质量的好坏直接影响人们的心身健康,充足的睡眠、均衡的饮食和适当的运动,是国际社会公认的三项健康标准。了解失眠的影响,探索低频 rTMS 对睡眠障碍的治疗作用,希望寻求一种无依赖性、无创伤、安全有效的失眠治疗方法,对预防和治疗睡眠相关的疾病,具有重要的临床意义。目前传统的 rTMS 采用"5 cm"法则的不足之处在于对 rTMS 磁场到达皮层的实际靶点是未知的,因个体头颅的差异,很可能干预靶点并不在目标干预的皮层区域,进而无法达到预期的干预效果。随着精准医学的发展,精准的 rTMS 干预靶点在提高疗效方面是一个可行且值得深入探讨的方向,目前正在研究中的基于 3D 打印技术头套的低成本、易操作的精准 rTMS 干预技术，有望为提高 rTMS 疗效提供一种新的诊疗方式。

（朱　娜）

作者简介

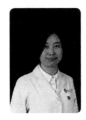

朱　娜

临床医学硕士研究生

精神科主治医师

同济大学附属精神卫生中心（上海市浦东新区精神卫生中心）医务科副科长

上海市浦东新区医学会精神医学专委会第二届委员会青年委员

上海市医学会健康管理学专科分会第五届委员会心理健康管理学组组员

从事心境障碍的诊疗工作 10 余年，研究方向为心境障碍对认知功能影响，包括认知损害的评估测量及危险因素研究。曾先后在中文核心期刊和 SCI 期刊发表论文多篇。

精神运动疗法：你所不知的治疗失眠新方法

睡眠障碍是一种常见的健康问题，它可能对个人的生活质量产生影响。从短期失眠到长期睡眠障碍，这些问题可能由各种因素引起，包括压力、焦虑、抑郁、生活习惯和环境因素等。但目前失眠治疗的效果总不尽如意，人们不断尝试寻求新的方法，精神运动疗法逐渐被关注。精神运动疗法在法国拥有悠久的历史和深厚的理论基础，因其独特的康复体系，在许多领域都有广泛的应用。而睡眠作为人体重要的生理活动，与精神运动疗法之间存在密不可分的关联。

一、睡眠障碍

睡眠障碍主要表现为睡眠质量低下，在睡眠过程中出现各种影响睡眠质量的异常表现。这些表现可能包括失眠、过度睡眠、睡眠呼吸暂停、不安腿综合征、梦魇等。这些障碍会对个体的日常生活、工作和健康产生负面影响。此外，长期失眠与抑郁、焦虑的发病风险也有着关联。

二、精神运动疗法

精神运动疗法源于法国，它是针对基因、发育或功能紊乱及退变等各种原因引起的精神运动功能障碍所采取的非药物、非大型器械治疗的理论与方法体系。其中，精神运动功能障碍则是指个体的身心功能发展障碍及对周边人文环境的适应性障碍，表现为认知功能、运动功能和情感表达的障碍等，可伴有轻度神经病理体征。它汇集了全部心理、情感及脑功能密切相关的运动功能总和通过一系列"身心重塑"的方法，改善患者的运动、认知、参与能力。其新颖之处在于将精神与身体视为整体，有助于更确切地掌握人体功能的复杂性并针对患者身体运动功能与精神间的联系采取治疗措施，是一种特殊的、以身体为媒介、调整心理的功能再造的康复过程。同时，它强调通过心理和行为的干预，帮助患者恢复身体、心理和社会功能。这种治疗方法基于对人全面发展的理解，重视患者的生活质量和社会融入。通过一系列专门设计的活动，精神运动疗法可以帮助患者重新建立自信，提高生活技能，并促进社交互动。

三、精神运动疗法改善失眠的原理

睡眠是人体恢复和充电的重要过程，对人的心理和生理健康有着深远的影响。良好的睡眠质量有助于提高患者的康复效果，加速身体机能的恢复。精神运动疗法通过调整患者的心理状态和行为习惯，改善其睡眠质量，从而促进整体康复进程。在法国，精神运动疗法师会针对患者的具体情况，制定个性化的治疗方案。其中包括调整睡眠环境、改善睡眠习惯、调整心理状态等方面。这些措施旨在帮助患者建立良好的睡眠模式，提高睡眠质量，其作用原理主要有三个方面。

1. 缓解焦虑和抑郁情绪

焦虑和抑郁是影响睡眠质量的常见心理因素。精神运动治疗通过身体活动和心理干预的结合，可以帮助缓解焦虑和抑郁情绪，从而改善睡眠质量。

2. 促进放松和身心平衡

精神运动治疗中的瑜伽、太极等练习可以帮助人们放松身心，降低压力反应，从而有助于改善睡眠。此外，精神运动治疗还可以通过调整身体姿势、呼吸练习等来达到放松身心的效果。

3. 调节生物钟和昼夜节律

良好的生物钟和昼夜节律是保证良好睡眠的重要因素。精神运动治疗中的光照疗法、时间管理等可以帮助调节生物钟和昼夜节律，从而改善睡眠质量。

四、如何运用精神运动疗法改善失眠

1. 合理安排运动时间

适当的运动有助于改善睡眠质量，但运动时间的选择需要注意。建议在白天进行精神运动治疗，避免睡前激烈运动，以免影响入睡。

2. 选择适合自身的运动方式

不同的人适合的运动方式不同。选择自己感兴趣且适合自身的精神运动治疗项目，如瑜伽、八段锦、五禽戏、太极、舞蹈等，可以更好地放松身心，改善睡眠。

3. 坚持规律的精神运动治疗

坚持规律的精神运动治疗是改善睡眠质量的关键。建议每周进行至少 3~5 次，每次 30 分钟以上的精神运动治疗，以促进良好的睡眠习惯的形成。

五、治疗步骤

评估：首先对个体进行全面的评估，了解其身体状况、心理状态、情绪问题和生活质量等方面的信息。

制订计划：根据评估结果，制订个性化的治疗计划，包括特定的运动和活动，以及治疗的目标和预期结果。

实施治疗：按照计划进行相应的运动和活动，过程中注重个体感受，及时调整治疗方案。

反馈与调整：定期对个体进行反馈和评估，根据结果调整治疗方案，以达到最佳的治疗效果。

六、共赴未来之约

在科技与生活交织的旋律中，精神运动疗法与睡眠的二重奏正迎来崭新的篇章。未来，这二者的和谐之音将如何在科研与实践的乐谱上演绎？让我们一起窥探这未知的美妙乐章。

1. 针对演奏之靶

深入神经生理学的秘境，我们探寻着改善睡眠的精确之道。结合现代医学的精妙技艺，身体运动与药物的完美交融，将为观众呈现一场前所未有的治疗盛宴。疗效的精准与高效，将使每一次安睡都成为心灵的享受。

2. 多元乐章的交响

精神运动疗法并非孤独的旋律，它将携手饮食、心理等其他学科，共创一幅丰富多彩的综合治疗画卷。在这个追求身心合一的时代，全面提升的不仅是睡眠质量，更是生活的品质与态度。

3. 预防的前奏曲

面对失眠的威胁，我们不仅有应对之策，更有预防之计。早期发现与及时干预，如同精心呵护的花朵，将失眠的发生率降至最低。让健康的音符陪伴人们走过每一个黎明与黄昏。

精神运动疗法的治疗师深谙此道，他们运用专业的知识和技巧，通过改善患者的心理状态和行为习惯，对睡眠进行积极的关注和干预，调整睡眠环境再到改善睡眠习惯，旨在帮助患者找回甜美的梦乡，从而更好地促进康复进程。

七、结语

精神运动疗法与睡眠之间存在着密切的联系。良好的睡眠质量可以促进患者的康复进程，而精神运动疗法则通过改善患者的心理和行为状态，优化其睡眠质量。这不仅提高了患者的康复效果，也为患者的全面康复奠定了基础。两者之间的联系犹如琴瑟和鸣，共同演绎着康复的优美乐章。精神运动疗法有其独到特色，可能为失眠人群带去新的希望。这种治疗方式不仅关注患者的生理恢复，更深入到心理和社会功能的重塑，让患者重拾生活的信心和乐趣。

（张婷婷）

作者简介

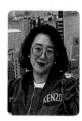

张婷婷

同济大学附属精神卫生中心（上海市浦东新区精神卫生中心）老年精神科主治医师

济宁医学院精神卫生系教师

全科住院医师规范化培训基地教师

从事精神和心理卫生工作近 20 年，擅长精神科常见疾病的诊治，尤其在阿尔茨海默病、老年性抑郁障碍、神经症等方面具有丰富的临床经验。发表中文核心期刊和 SCI 论文多篇。

误把酒精当助眠"神器"

　　酒是人们待客、抒情常用之物，是生活中常见的饮品。我国是世界上最早酿酒的国家，在漫长的历史长河中形成了独特的酒文化、亲友聚会、同事聚餐、夜晚独酌，每每都有酒的身影。甚至有传言说睡前小酌一杯能帮助睡眠，那么酒精（乙醇）到底能不能助眠呢？

一、酒是否能够助眠？

　　首先，我们来了解酒是什么。不管是黄酒、啤酒、葡萄酒还是白酒，万变不离其宗，其中的主要成分是酒精，也就是乙醇，它是由糖或果料发酵而得，有特殊的香气。酒精作为一种精神活性物质，具有多种行为和神经生物学效应，在宴会上，宾主尽欢、觥筹交错中，酒精便进入人体，很快被胃肠吸收至血液，随着血流通往全身各处，从而引起一系列行为和生理反应，包括镇静、执行和认知功能缺陷、大脑形态结构变化和生理功能损害等。小量饮酒后，少量的酒精对中枢神经系统产生兴奋作用，于是酒席中的话题多了起来，不善辞令的饮者也会妙语连珠，宾主之间交谈甚欢、相见恨晚，这种兴奋的状态自然会让人无法入睡。如果再继续喝下去会进入抑制期，严重者会出现昏迷不醒。长期大量饮酒后还会出现无法控制的强烈渴求饮酒行为并由此带来的酒精相关性疾病，称之为酒精依赖。根据 WHO 的调查，饮酒与 64 种常见疾病相关，在全球 15~49 岁的人群中，酒精依赖在疾病总负担中排位第一。睡眠障碍是酒精所导致的各类相关疾病中最常见的。国外研究发现，普通人群中失眠者占 17%~30%，而酒精赖患者中，失眠患病率为 36%~91%。一项研究对 295 例社区酒精依赖者使用睡眠质量量表进行调查，结果显示，这些酒依赖者中有 76% 存在睡眠障碍，并且失眠的严重程度与酒精依赖严重程度呈正相关。

由此可见，酒精不仅不能助眠，酒精依赖还会导致失眠，并会引起多种睡眠相关的疾病。酒精能助眠的说法又是从何而来呢？事实上，饮酒初期，酒精确实具有类似安眠药的镇静作用，这能够有助于快速入睡，但当饮酒者昏睡过去之后，身体却忙着分解酒精，大脑和身体在酒精的刺激下会产生一系列的负面影响而无法得到有效休息。由此可见，酒精在饮酒初期只能帮助快速入睡，但是会显著降低饮酒者的睡眠质量。

二、酒精如何影响睡眠？

酒精是如何损害大脑从而影响睡眠的呢？我们的大脑神经细胞对酒精非常敏感，中等程度的饮酒就能导致大部分脑细胞受到永久性损伤，大量饮酒可引起大脑的广泛性损伤，甚至脑萎缩。一次性醉酒导致的急性酒精中毒可以造成中枢神经系统全面抑制状态。当血液酒精浓度达到 11 毫摩尔 / 升时可感头痛、欣快、情绪不稳；达到 33 毫摩尔 / 升时会出现肌肉运动不协调、行动笨拙、言语含糊不清、眼球震颤以及复视等共济失调症状，达到 54 毫摩尔 / 升时，可表现为瞳孔散大、体温降低、昏睡或昏迷，当发生呼吸功能不全、心功能不全时可危及生命。长期大量饮酒还会导致中枢神经系统广泛损害。最著名的表现是韦尼克脑病和科萨科夫综合征。典型的韦尼克脑病会出现眼外肌麻痹、精神异常及共济失调等三组特征性症状。科萨科夫综合征表现为选择性的认知功能障碍，包括近事遗忘、时间及空间定向障碍。明显而持久的记忆广度下降，包括近记忆丧失、时间判断障碍及虚构。

酒精对中枢神经系统递质的改变与睡眠障碍的发生关系十分密切。目前通过研究已知大脑睡眠调节系统中的 γ-氨基丁酸和 5-HT 是维持正常觉醒、睡眠节律的重要神经递质。γ-氨基丁酸是一种起到抑制作用的神经递质，被称为大脑的天然镇静剂。它在大脑的中枢神经系统中起到十分重要的作用，可以改善睡眠，促进大脑进入深度睡眠状态。而缺乏 γ-氨基丁酸则会导致焦虑、不安、抑郁、疲倦、紧张等不适症状。5-HT 同样也是一种抑制性神经递质，在大脑皮层质及神经突触内含量较高，对睡眠的调节作用与 γ-氨基丁酸相类似。酒精依赖的中枢神经递质研究显示，长期反复饮酒会导致 γ-氨基丁酸受体功能下调，5-HT 水平明显降低，5-HT 递质传递功能减弱，从而导致入睡困难、眠浅、早醒等睡眠问题的出现。酒依赖患者的失眠还可能与酒精引起的广泛性脑皮质损害以及酒精相关神经元损伤有关。神经系统为了适应慢性酒精中毒的侵害会产生异常的神经兴奋，这会增加大脑的觉醒时间，阻断睡眠，引起失眠症或其他睡眠障碍。人体的免疫系统也会因为酒精的影响导致酒精依赖患者产生睡眠障碍。长期饮酒会使得免疫系统的细胞因子水平异常，导致酒依赖患者出现睡眠障碍。酒精对人体昼夜节律及睡眠结构也有不利影响。所谓昼夜节律是人体在生理活动上表现出大约24小时的连续而稳定的周期性变化，其变化规律是通过位于脑内下丘脑视交叉上核的松果体分泌内源性褪黑激素来控制的。当人体周围声光刺激减弱后，松果体体内褪黑素的分泌水平就开始相应增高，凌晨2~3点时达到高峰。而在酒依赖患者中，褪黑激素的分泌规律受到影响，激素分泌延迟，浓度降低，导致出现入睡困难，生物节律紊乱，这就是酒精依赖导致的昼夜节律睡眠-觉醒障碍。睡眠结构是指人体夜间各种睡眠状态及睡眠阶段的总时间和持续时间。酒精对睡眠结构的影响包括：总睡眠时间减少，睡眠潜伏期延长，醒觉次数及时间增多，睡眠变得碎片化，睡眠效率下降，1期浅睡眠增多，3期、4期深睡眠减少，REM时间增加，NREM时间减少，睡眠-昼夜觉醒节律异常等睡眠行为及睡眠生理异常改变。

三、酒依赖患者的睡眠障碍特点

酒依赖患者的失眠有不同于其他失眠症的特点。严重饮酒者大多出现入睡时间延长，以及频繁觉醒或睡眠呼吸暂停等睡眠障碍，酒依赖患者的失眠主要表现为入睡困难、睡眠时间减少以及睡眠断裂易醒等。酒精依赖严重程度与睡眠异常相关。酒依赖患者的年的龄越大，深睡眠时间越少，其睡眠障碍病程越长，睡眠效率越低。酒精还会使人体对气道阻塞的正常觉醒反应能力降低，从而损害呼吸功能，导致饮酒后睡眠中呼吸暂停的风险增加。酒精会使包括上呼吸道肌在内的全身肌肉出现松弛，上呼吸肌松弛会导致打鼾、睡眠呼吸紊乱等情况的出现，进一步导致睡眠障碍情况恶化。

四、戒酒后睡眠能否改善？

酒依赖患者经戒断治疗后，仍可存在总睡眠时间减少、易受环境和心理因素等干扰因素的影响，梦魇及其他焦虑样梦境增多、睡眠潜伏期延长、睡眠效率下降等睡眠结构的异常。失眠也是酒精依赖者戒断反应的主要表现之一，严重失眠可能会发生震颤谵妄。接受戒酒后，患者的总睡眠时间和 REM 时间经过 2 周左右可逐渐恢复正常，睡眠潜伏期延长的情况经过 5 个月到 6 个月时间可以恢复到正常水平，但睡眠不连贯的情况会持续 2 年左右。NREM 在戒断初期不会恢复到正常水平，也可能需要 2 年的长期戒酒过程才能缓慢恢复。随着戒酒时间的逐渐延长，睡眠会逐步改善，但一些患者在戒酒后数年仍不能完全恢复正常睡眠。由此可见，如已经形成酒精依赖，短期戒酒后睡眠情况无法得到有效改善，一定要保持 2 年以上戒酒才能克服酒精所致的睡眠障碍。戒酒的过程中又很容易因为睡眠障碍导致复饮。

五、何时需要就医？

如果睡眠障碍严重，戒酒遇到困难，就需要到相关医疗机构寻求帮助了。那么具体什么样的情况需要就医呢？我们首先来了解酒精所致睡眠障碍的诊断标准，诊断至少应符合以下第①条至第③条：①符合酒精依赖综合征的诊断标准；②有失眠主诉，包括难以入睡、睡眠不深、多梦、早醒、醒后不易再睡，或自觉睡眠明显不足（主观性失眠）、醒后不适感、疲乏，或白天困倦等；③极度关注失眠及其后果的优势观念；④多导睡眠监测检测至少有以下改变的一条：a. 后半段睡眠和酒精戒断时快速眼动时期及觉醒时间增加；b. 总睡眠时间减少，睡眠断裂；c. 酒精依赖或酒精戒断时慢波睡眠减少。病程标准：在酒精依赖的病程中发生符合上述症状标准和严重标准的失眠至少每周 3 次，持续 1 个月。

需要注意的是，如果符合症状标准和严重程度标准，但病程不足 1 个月，称为酒精依赖性失眠的亚临床状态。排除标准：①排除其他躯体或精神障碍导致的继发性失眠；②不符合其他睡眠障碍的诊断标准。所有符合诊断标准的患者均需到专业的医疗机构治疗。如果不确定是否符合诊断标准，只要是在饮酒后出现早醒、眠浅、多梦、早醒等睡眠异常情况，并且影响白天的正常工作生活即可到专业的精神科或神经科门诊就诊寻求帮助。

六、酒依赖患者睡眠障碍的治疗

酒精依赖性睡眠障碍的治疗方法包括药物治疗和非药物治疗。总体治疗目的是改善睡眠质量和白天社会功能，减少睡眠障碍的复发，预防复饮情况的出现。

可供药物治疗选择的药物有很多，一般起效较快，但药物通常只在服用当时起作用。由于不同类药物各有其优点和潜在不良反应，在选择药物时需进行权衡和监测睡眠情况。常用治疗失眠药物有镇静催眠药、抗惊厥药以及抗抑郁药等。

镇静催眠药主要是苯二氮䓬类药物和苯二氮䓬受体激动剂，由于该类药物存在潜在的成瘾及药物滥用风险、药物戒断反应、失眠反跳以及与酒精同服可能过量等问题，因此，大多情况不推荐酒依赖患者长期使用镇静催眠药，但在治疗早期可以先通过苯二氮䓬类药物控制戒断症状，之后逐渐减量，降低酒依赖患者对酒精的渴求。

抗惊厥药如卡马西平和加巴喷丁可用酒精依赖性睡眠障碍的治疗，优势在于降低酒依赖患者在戒酒过程中出现抽搐的风险。加巴喷丁不经过肝脏代谢，不与蛋白结合，不与其他药物发生相互作用，不会导致滥用，是最佳的治疗用药，能改善睡眠质量，对于酒精依赖伴发的焦虑症状也有疗效，还能防止和延缓酒精依赖的复发。

抗抑郁药如曲唑酮、米氮平也可以治疗酒精依赖性睡眠障碍。曲唑酮的用药安全性良好，同时还能更好地改善酒精依赖所致的抑郁症状。选择性 5- 羟色胺再摄取抑制剂因为会增加觉醒次数和时间，使失眠病情恶化，一般不用于治疗酒依赖患者的失眠症状。

非典型抗精神病药如奥氮平和喹硫平具有很强的镇静作用，可用于治疗酒精依赖性睡眠障碍。但该类药物有时会导致静坐不能和周期性肢体运动障碍的不良反应的出现。因此用药剂量不宜过高，如出现上述不良反应需要及时服用拮抗药物进行处理或停药。

非药物治疗中的认知行为治疗是首选方法。认知行为治疗对酒精依赖性睡眠障碍有长期的干预效果，同时通过鼓励患者进行情绪管理，可以预防复发，不会使酒精成瘾情况进一步恶化。失眠症认知行为疗法由 4 个部分组成：睡眠卫生教育、刺激控制治疗、睡眠限制治疗和认知治疗，治疗目标是改变患者不良的睡眠习惯，通过睡眠卫生教育以改变关于睡眠的消极思想，将不正确的睡眠认知引导为正确的睡眠认知，将不正确的睡眠习惯引导为正确的睡眠习惯。

　　另外，还有整合型的多维度成瘾治疗法，该疗法是根据酒精依赖患者的病因，从身体、心理、家庭、社会等多维度因素进行干预，将药物治疗、心理治疗、物理治疗、运动治疗等结合在一起，用综合手段解决酒精依赖问题。

七、结语

　　酒精的摄入不管是多是少，是短期还是长期都会影响我们的睡眠。酒精依赖患者经过治疗回归社会后，对酒精的心理依赖仍会存在，需要不断调整自己的心态从而避免复饮。很多时候，戒酒不是一个人的事，还关系到整个家庭的和睦幸福。笔者由衷希望所有人都能拒绝第一杯酒，适度饮酒，不上瘾不过量，祝大家睡个好觉。

（李　欣）

作者简介

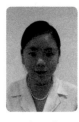

李　欣

上海交通大学医学院精神病与精神卫生学专业硕士研究生
国家二级心理咨询师
中级心理治疗师
同济大学附属精神卫生中心（上海市浦东新区精神卫生中心）普通精神科主治医师
从事精神科诊疗工作 10 余年，擅长成瘾性物质所致依赖或精神障碍、情感障碍等疾病的诊断和治疗。

经常失眠？或许是因为焦虑

随着如今生活节奏的加快，社会压力的增加，焦虑和失眠被越来越多人提到。失眠与焦虑作为两种精神情绪方面的症状，有着密切的相关性。焦虑是一种情绪状态，通常伴随着紧张、不安、恐惧或担忧。它可能由许多原因引起，例如，生活压力、工作压力、健康问题、人际关系等。同时，焦虑也可以影响一个人的情绪、思维、行为和身体反应，使其难以集中注意力、做出决策或处理日常任务。而失眠是指难以入睡、睡眠质量差或早醒。它也可能由许多原因引起，包括焦虑、压力、抑郁、药物的不良反应、生活方式等，可以影响一个人的身体健康、情绪和日常生活质量，使其感到疲劳、易怒、注意力不集中和记忆力减退。

焦虑和失眠通常相互关联，当人们患有失眠时，他们可能会因为睡眠不足而感到疲劳和困倦，这可能会导致他们更容易感到焦虑。同时，当人们感到焦虑时，他们可能会因为担心无法入睡而更加紧张，这可能会导致他们更难入睡。这种情况可能会导致人们的焦虑和失眠症状进一步恶化，形成一个恶性循环。在全球范围内，焦虑和失眠是两个常见的健康问题。据统计，大约有 30% 的成年人在一年内至少经历过一次焦虑症状，而大约 20% 的成年人在一年内至少经历过一次失眠症状。在某些国家，这些数字甚至更高。因此，了解焦虑和失眠之间的关系，并采取有效的应对措施，对于改善人们的身心健康至关重要。

　　焦虑是一种常见的心理问题，它可能会影响我们的日常生活，包括睡眠。当人们处于焦虑状态时，他们的身体和大脑都会处于高度警觉状态，这使入睡变得困难。这是因为，当我们的身体处于紧张状态时，我们的大脑会释放出一种叫做肾上腺素的激素，这种激素会使我们的心跳加速，呼吸加深，血压升高，这使我们的身体无法放松下来，从而难以入睡。此外，焦虑还会导致人们在夜晚反复思考和担忧，从而影响睡眠质量。

　　焦虑导致失眠的原因有很多，包括生理原因，如交感神经和副交感神经系统的紊乱，神经递质的失衡；心理原因，如焦虑思维模式，以及社会环境原因。上述原因也可能共同作用。

一、焦虑引起失眠的治疗方法

　　目前治疗焦虑引起的失眠主要的治疗方法包括心理疗法、药物治疗及改变生活方式等。

（一）心理疗法

　　心理疗法是一种帮助人们理解和处理焦虑症状的有效方法。

　　1. 认知行为疗法

　　认知行为疗法（CBT）是一种有效的心理治疗方法，可以帮助人们应对焦虑和失眠。CBT 的目标是帮助人们识别和改变负面思维模式，这些模式可能会导致焦虑和失眠。CBT 通常包括与治疗师的一对一会谈，以及一些自我指导的练习，如记录和挑战负面思维，学习放松技巧，以及制订和实施应对焦虑的计划。CBT 已被证明对焦虑和失眠的治疗非常有效，许多研究都显示，接受 CBT 治疗的患者比那些接受其他治疗方法的患者更有可能改善他们的症状。

2. 放松技巧

放松技巧是一种可以帮助人们缓解焦虑和压力的方法，从而改善睡眠质量。这些技巧包括深呼吸、渐进性肌肉松弛、冥想和瑜伽等。深呼吸是一种简单而有效的放松技巧，可以帮助人们减轻焦虑和紧张情绪。渐进性肌肉松弛是一种通过放松身体各部位的肌肉来缓解紧张和焦虑的方法。冥想是一种通过集中注意力和放松身体来达到内心平静的方法。瑜伽则是一种通过身体的姿势和呼吸来帮助人们放松和减轻压力的方法。这些放松技巧可以帮助人们缓解焦虑和压力，从而改善睡眠质量。

（二）药物治疗

药物治疗是目前治疗焦虑导致的失眠最常用的方法之一。

1. 镇静催眠药

镇静催眠药是一种用于治疗失眠的药物，通常被用来帮助人们入睡。它们的作用机理是通过影响大脑中的化学物质来减轻焦虑和紧张，从而帮助人们入睡。然而，镇静催眠药也有一些潜在的不良反应和风险。镇静催眠药可能并不适合所有患者。例如，它们可能不适用于那些患有肝病、肾病或呼吸问题的患者，因为这些疾病可能会影响药物的代谢和排泄。此外，孕妇和哺乳期妇女也应避免使用这些药物，因为它们可能会对胎儿或婴儿造成伤害。

总的来说，虽然镇静催眠药可以帮助人们入睡，但它们也有潜在的风险和不良反应。在考虑使用这些药物之前，患者应该咨询医生或药剂师的意见，以确保这些药物适合他们的特定情况，并了解可能的风险和不良反应。

2. 抗焦虑药

抗焦虑药是一种常见的治疗焦虑和失眠的药物。这些药物可以帮助人们放松，减轻焦虑和紧张感，从而改善睡眠质量。然而，这些药物也有一些不良反应，如头痛、嗜睡、口干、恶心等。

（三）改变生活方式

改变生活方式是缓解焦虑和失眠的有效方法。

1. 健康饮食

健康饮食对于缓解焦虑和改善睡眠质量具有重要作用。研究表明，过度摄入咖啡因和糖分等刺激性食物会导致神经系统兴奋，从而加重焦虑和失眠的症状。相反，富含镁、钙和B族维生素的食物可以帮助身体放松和减少焦虑感，从而有助于改善睡眠质量。因此，建议大家在日常饮食中多摄入富含这些营养素的食物，如全谷类、坚果、绿叶蔬菜和豆类等。同时，避免在睡前食用过多的刺激性食物，如咖啡、巧克力和糖果等，这样做有助于提高睡眠质量。

2. 适度运动

适度运动是一种有助于缓解焦虑和失眠的有效方法。它可以帮助人们放松身心，提高睡眠质量。运动可以刺激身体产生内啡肽，这是一种可以帮助人们放松的化学物质。此外，运动还可以帮助人们减少焦虑，因为运动可以帮助人们转移注意力，让人们暂时忘记焦虑的事情。

3. 保持规律作息

保持规律作息是缓解焦虑和失眠的重要方法。当我们的生物钟被打乱时，我们的大脑就会变得混乱，难以放松，这会导致我们无法入睡。因此，我们应该尽量保持规律的作息时间，每天按时起床和睡觉，避免熬夜。此外，我们还可以通过定期锻炼、避免咖啡因和酒精等方法来帮助我们的生物钟保持稳定。

二、焦虑引起失眠的预防策略

上面我们介绍了焦虑导致失眠的治疗方案，那么有哪些预防策略呢？下面我们介绍一下预防策略：

（一）提高心理素质

提高心理素质是缓解焦虑导致失眠的有效方法之一。心理素质是指人们在面对压力、挑战和困难时，能够保持冷静、自信、乐观和积极的心态。提高心理素质的方法有很多，比如学习放松技巧、积极思考、锻炼身体、参加社交活动等。这些方法可以帮助人们缓解焦虑，改善睡眠质量。

1. 建立积极思维模式

建立积极思维模式可以帮助人们缓解焦虑，从而改善睡眠质量。首先，可以试着在每天早晨写下一些积极的自我肯定，例如"我可以做到""我有能力解决问题"等。其次，可以尝试使用正念冥想，这是一种训练自己专注于当下，而不是过去或未来的技巧。最后，可以尝试将注意力集中在自己可以控制的事情上，而不是那些无法控制的事情。这样可以帮助人们减轻焦虑，从而改善睡眠质量。

2. 学习应对压力的技巧

应对压力的技巧是缓解焦虑和失眠的重要方法。压力是我们生活中无法避免的一部分，但我们可以学习如何应对它。一种常见的应对压力的方法是深呼吸。深呼吸可以帮助我们放松身体和头脑，减少焦虑感。另外，运动也是缓解压力的有效方法。运动可以释放内啡肽，这是一种能够让人感到快乐的化学物质，从而帮助我们缓解压力。此外，我们还可以通过冥想和瑜伽等放松技巧来帮助自己放松，减轻焦虑感。

（二）调整生活方式

1. 保持规律作息

保持规律作息是缓解焦虑和改善失眠的重要手段。我们的身体和大脑都有一种内在的生物钟，它可以帮助我们调节睡眠和清醒的时间。如果我们的作息不规律，生物钟就会被打乱，导致睡眠质量下降。因此，我们应该尽量保持每天的起床和睡觉时间都相同，即使在周末也是如此。此外，我们还应该避免在睡前使用电子设备，因为蓝光会抑制褪黑素的分泌，影响睡眠。

2. 健康饮食和适度运动

健康饮食和适度运动是改善睡眠质量的有效方法。健康饮食是指摄入足够的营养，保持饮食平衡，避免过度摄入油腻、高糖和高咖啡因的食物和饮料，这些食物和饮料会影响人体的内分泌系统，导致情绪波动和失眠。适度运动可以促进血液循环，增加身体的代谢率，帮助身体释放压力，改善睡眠质量。因此，建议大家保持健康饮食和适度运动，这对改善睡眠质量有着积极的影响。

（三）社会支持

社会支持是指个体从社会环境中获取的各种形式的帮助和援助，包括情感支持、信息支持、物质支持等。社会支持对于缓解焦虑和改善睡眠质量具有重要作用。

首先，情感支持是社会支持的重要组成部分。在面临压力和挑战时，人们往往需要他人的理解、关心和鼓励。这种情感支持可以帮助个体减轻焦虑和压力，从而改善睡眠质量。例如，朋友、家人或心理咨询师的理解和关心可以帮助个体感到被接纳和理解，从而减轻焦虑和压力。其次，信息支持也是社会支持的重要形式。在面临压力和挑战时，人们往往需要获取相关信息和知识，以便更好地应对问题。这种信息支持可以帮助个体更好地理解自己的情绪和行为，从而减轻焦虑和压力。例如，心理咨询师或医生的专业建议可以帮助个体更好地理解自己的焦虑和失眠，从而找到更有效的应对策略。最后，物质支持也是社会支持的重要形式。在面临压力和挑战时，人们往往需要物质资源，以便更好地应对问题。这种物质支持可以帮助个体减轻焦虑和压力，从而改善睡眠质量。例如，家庭成员或朋友提供的经济援助可以帮助个体减轻经济压力，从而减轻焦虑和压力。

总之，焦虑是导致失眠的常见原因之一，它会导致人们无法放松并入睡。为了预防焦虑导致的失眠，有一些方法可以帮助患者缓解焦虑并改善睡眠质量。首先，患者可以尝试通过深呼吸、冥想或渐进性肌肉松弛等放松技巧来减轻焦虑。这些技巧可以帮助患者放松身体和思维,从而更容易入睡。其次,可以尝试改善生活方式,以减少焦虑。例如,保持健康的饮食、规律的运动和充足的睡眠可以减轻焦虑。此外,避免摄入咖啡因和酒精等刺激性物质,也可以帮助改善睡眠质量。最后,如果焦虑症状严重,可能需要寻求专业的心理咨询或治疗。专业的心理咨询师或治疗师可以帮助患者识别和处理焦虑,从而改善他们的睡眠质量。

(刘美玲)

作者简介

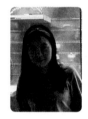

刘美玲

精神卫生专业硕士研究生

同济大学附属精神卫生中心(上海市浦东新区精神卫生中心)心境障碍科主治医师

擅长精神科常见疾病,如抑郁障碍、焦虑障碍、睡眠障碍的诊断和治疗。参与多项市区级课题研究,发表多篇论文,参编《敞开"心"扉,悦纳人生》等多部科普图书。

失眠类型有很多，药源性失眠你听说过吗？

"日出而作，日入而息"，这种最自然最健康的作息规律，如今由于受到诸多冲击和压力的影响，有睡眠问题的人越来越多。据WHO 调查显示，全球约有 27% 的人有睡眠障碍，而中国的失眠发病率高达 38.2%，并且在中国有 45.4% 的人群在过去一个月经历过不同程度的失眠，失眠已成为最常见的睡眠问题之一。

失眠会让人变得多疑、敏感、易怒，缺乏自信，可能影响家庭、学习和工作中各方面的人际关系，从而产生孤独感、挫败感。长此以往，容易引发焦虑、抑郁，甚至诱发多种疾病。因此，提高睡眠质量成为当下人们迫切需要解决的问题。失眠的成因不仅包括生理、心理、躯体、行为和环境等因素，还有一种特殊的失眠类型，那就是药源性失眠。

【案例解析】

唐某，男，23 岁，近 5 个月频繁早醒，难以再次入睡，导致次日精神不振。医生在排除其他病因后，深入了解患者的用药史，发现患者半年前诊断为慢性哮喘，开始长期服用孟鲁司特钠片，该药物可能引发失眠的不良反应。经过医患共同商议决策，更换为另一种对睡眠影响较小的平喘药，患者失眠症状逐渐改善。

其实，药源性失眠是因药物所致的一种失眠类型，其症状与一般失眠相似，包括入睡困难、睡眠质量差、易醒、早醒等。然而，药源性失眠需排除其他病因所导致的失眠，患者既往有可能导致失眠的药物使用史，或者是减量或停用可疑药品后失眠症状逐渐缓解，同时，失眠症状与药物剂量和种类有关。

一、药物不仅"治"病，也"致"失眠

药物在我们的生活中起着至关重要的作用，它们在治疗许多疾病方面取得了显著的疗效。然而，药物的不良反应也不容忽视，尤其是对睡眠质量的影响。

1. 常见容易引起失眠的药物

（1）喹诺酮类抗菌药：该类药物可透过血脑屏障，导致中枢神经系统过度兴奋，表现为头晕、头痛、失眠等症状。如左氧氟沙星、莫西沙星等。

（2）抗高血压药：若降压药用量过大或临睡前服用，可造成夜间低血压，引起失眠；如 β 受体阻滞剂美托洛尔在降压的同时，耐受性差的患者服用后心率下降过快，易出现心慌、气短等，进而影响睡眠。

（3）利尿剂：如氢氯噻嗪、呋塞米等，若睡前服用，可使患者夜间排尿次数增多，影响睡眠质量；同时利尿后排钾过多，可导致心血管节律性障碍，也会引起失眠。

（4）抗抑郁药：一些有激活作用的抗抑郁药，如氟西汀，因其兴奋特性，晚上服用会导致睡眠质量的下降。

（5）抗精神病药：如舒必利、利培酮等在晚上服用可能引起兴奋、难以入睡的情况。

（6）抗帕金森药：左旋多巴可以出现失眠、焦虑、噩梦、精神错乱等症状；金刚烷胺可引起睡眠障碍、噩梦、心神不安等症状。

（7）糖皮质激素：如泼尼松、地塞米松等，如果长期大剂量使用，可能导致皮质功能亢进，引起失眠。

（8）神经激活药：如哌甲酯、咖啡因等，可兴奋大脑皮层或延髓呼吸中枢神经，引起失眠。

（9）平喘药：茶碱初期应用可出现易激动、失眠等；麻黄碱导致焦虑、头痛、乏力、眩晕、失眠等。

（10）强心药：若地高辛服用剂量不当，可使肾脏清除率降低，肌张力减退，有的还可能引起血流动力学的节律性障碍，这些不良反应都能够引起失眠。

2. 多药联合应用也可导致失眠

成分相同的药物联用往往会导致某一药物成分摄入过量，严重时还会造成急性肝损伤。比如，很多感冒药含有伪麻黄碱，可以缓解感冒引起的鼻塞、流鼻涕和打喷嚏等症状。但是如果同时服用多种，容易导致摄入超量，引起头痛、失眠、心悸等症状。在当今医疗环境中，多种疾病共存的现象日益突出，如高血压、糖尿病、高血脂、心脏病等慢性疾病并存的情况颇为常见。

针对此类状况，多种药物治疗已成为常规诊疗手段，且患者往往需长期服药以控制病情，当多种药物同时使用时，它们可能会"合谋"或"吵架"，从而增强或抵消彼此的效果，甚至增加一些不良反应的风险。特别对于老年人群，他们的药物代谢和排泄能力下降，不良反应的风险自然也就水涨船高。失眠不仅对患者的生活质量产生负面影响，还可能加重原有疾病，甚至导致患者对药物产生依赖。

3.药物依赖性失眠

什么是药物依赖性？简单来说，就是药物在长期服用的过程中，与身体相互作用造成的一种身体状态或精神状态，需要强迫性地服用药物，才能够缓解精神状态或身体不适的一种用药问题。某些药物的使用可能导致患者对其产生依赖，用药剂量越大、服药时间越长，患者自行大幅减药或突然停药补偿反跳越严重。有些人出现难以忍受的戒断症状如失眠，便产生了非吃不可的错误认识，形成了药物依赖性。

这种情况在长期使用苯二氮䓬类安眠药的患者中尤为常见，服用该类药后可能会上瘾，但并不是只要服用了很快就会上瘾。在一般情况下，长期连续使用苯二氮䓬类安眠药超过 6 周可能会形成药物依赖性，所以建议患者连续使用安眠药不超过 4 周。需要明确的一点，并不是所有的药物长期使用都会产生依赖性。许多抗精神病药与抗抑郁药也有镇静催眠作用，但一般不易导致依赖性的发生。

二、"调、减、停、换、精、访"药源性失眠的预防原则

1."调"——调整用药时间和用药原则

用药时间有讲究。对于某些药物，调整用药时间可能有助于减轻对睡眠的影响。例如，将药物提前或推迟服用，以避免药物高峰期与睡眠时间重叠。临床数据显示，凌晨 4 时地高辛等强心药的药效比其他时间高出 10~20 倍。上午 8-10 时服用地高辛，机体血浆峰浓度低，但生物利用度和效应最大；若下午 2-4 时服用，则血浆峰浓度高而生物利用度低。这都充分表明强心药适宜在凌晨至上午

时段服用最佳，这样不仅使药效发挥出来，还能减少药物的不良反应如失眠。易产生药物依赖性的如安眠药，应遵循按需、适量、短期的原则。

2. "减"——减少药物用量，减少药物种类

在患者病情允许、医生指导的情况下，逐步小剂量减少疑似影响睡眠的药物用量。尤其针对多种用药甚至重复用药的情况，应进行药物重整，逐步减少药物种类，避免药物相互作用导致的失眠加重。

3. "停"——停用可疑药物，停药试验

在医生的指导下，暂停使用可能导致失眠的药物，观察失眠症状是得到改善。若症状改善，说明药物可能是导致失眠的原因之一。在可疑药物中选取一种进行短期停药试验。若失眠症状明显改善，说明该药物与失眠密切相关，需进一步调整用药方案。

4. "换"——更换药物，更换治疗方式

在医生的指导下，针对药源性失眠患者，尝试使用其他药物替代原有药物，以减轻或消除失眠症状。针对无法停用导致失眠的药物的患者，可寻求其他药物或非药物治疗方法，如 CBT、物理治疗、中医治疗等。

5. "精"——精准用药，精准监测

传统的用药模式是所有相同疾病的患者都用同一种药，但因个体差异大（基因决定），同药对不同人效果各异，可能导致治疗无效或产生不良反应。精准用药借助基因检测，预测药物效果、代谢及不良反应，为患者制订个体化用药方案，避免反复试药和换药。

血药浓度监测也用于指导个性化用药，通过定时采集血液测定药物浓度，协助医生选择最佳药物、剂量和给药时间，提高疗效和

降低不良反应。例如，地高辛治疗窗很窄，药物的最小有效浓度与最低中毒浓度接近，临床使用中很容易发生毒性反应，如中枢神经系统占据地高辛中毒表现的13%~25%，主要表现为乏力、失眠、神智混乱等情况。因此，需要进行血药浓度监测，以调整体内药物浓度达到治疗药物浓度，并将药物疗效控制在有效范围之内，避免不良反应发生。

6."访"——密切随"访"，以访促"防"

密切随访患者，有助于及时发现并处理潜在的药物相互作用问题。通过随访，从多个方面关注患者的用药情况、病情变化、心理状况等方面的信息，以提供更加精准和个性化的药物治疗方案。同时，患者也需要积极配合医生的随访工作，以便及时发现并处理可能出现的问题。通过双方的共同努力，提高药物治疗的效果，最终实现患者的健康目标。

三、结语

药物作为治疗疾病的有力手段，其具有某些不良反应是正常的。但从概率上讲，发生率并不高，而且也并不是每个患者都会出现。大多数药物带来的获益与药物不良反应相比，前者远远高于后者。因此，大可不必因噎废食。我们不能因为它们可能诱发失眠就拒绝服用，或者说否定其治疗意义。毕竟每种药物上市前都要经过严格的临床试验，以确保其安全性和有效性。让我们共同努力，使药物成为恢复健康的助力，而非"病上加病"的元凶。

（张丽婷）

作者简介

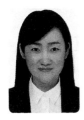

同济大学附属精神卫生中心（上海市浦东新区精神卫生中心）临床药师、主管药师、审方药师、执业药师

主攻方向为精神科药物的合理应用。

张丽婷

浅谈那些镇静催眠药中的"网红"

2022年，由于一则新闻报道，某人从非法渠道获得酒石酸唑吡坦片，日服高达20片，服药同时饮酒，酒后便出现"大哭大闹"或"动弹不得"的情况。这则新闻使酒石酸唑吡坦片逐渐被大众所熟知，它作为治疗失眠处方量最大的镇静催眠药，有其独特的疗效优势，当然也存在各种可能的风险。接下来，让我们来了解一下酒石酸唑吡坦片这一类助眠药物。

一、什么是失眠？

WHO对失眠的定义：一周内至少有3个晚上出现入睡困难（入睡时间超过30分钟）和（或）难以维持睡眠（整夜觉醒次数≥2次，或早醒），或者有无法恢复精力的睡眠［睡眠质量下降和（或）总睡眠时间减少］引起的不适，伴随白天的苦恼或者影响社会功能。

失眠可以是一个独立的疾病，也可能与其他精神障碍（如重性抑郁障碍）、躯体疾病（如疼痛）或其他睡眠障碍（如与呼吸系统相关的睡眠障碍）共病，在有共病的情况下，治疗就需要同时针对多种疾病。

二、除了酒石酸唑吡坦片，还有哪些安眠药？

安眠药的专业术语称为镇静催眠药，其中最常用的镇静催眠药为苯二氮䓬受体激动剂（BZRA），又分为非选择性苯二氮䓬受体激动剂（BZD）以及选择性苯二氮䓬受体激动剂（sBZRA），又称为"Z药"。

BZD 在临床使用已经有半个多世纪的历史，其中艾司唑仑片、奥沙西泮片、劳拉西泮片用于睡眠维持困难的患者，可以减少夜间觉醒次数，改善睡眠质量。艾司唑仑片和奥沙西泮片还可以用于入睡困难。另外，阿普唑仑片和氯硝西泮片也可用于睡眠维持困难的患者。

SBZRA 主要包括酒石酸唑吡坦片（思诺思）、扎来普隆片、佐匹克隆片和右佐匹克隆片。临床上对于入睡困难为主的失眠患者，选择半衰期较短的酒石酸唑吡坦片和扎来普隆片。对于整晚失眠或过早醒来的患者，选择作用时间较长的佐匹克隆片或右佐匹克隆片。扎来普隆片的半衰期最短，可以用于第二天宿醉反应明显的患者。

三、怎样才能合法合规的购买安眠药？

由于苯二氮䓬类药物具有滥用和依赖的潜在风险，世界各国对此类药物都进行了管制。苯二氮䓬类药物在我国属于特殊管理的药品，只能在医院或者具有第二类精神药品经营范围的药店才能凭处方购买到，处方一般不得超过 7 日常用量。近几年来，为了防止第二类精神药品落入非法渠道，落实对特殊管理药品全生命周期的监管，提升对新型毒品治理的能力及水平，国家加强了对第二类精神药品的管理力度。上海市从 2020 年起对个人购买或领取第二类精神药品的环节进行了实名认证监管。

四、非法渠道获取安眠药的危害和后果？

苯二氮䓬类药物按照医生处方正常服用可起到治疗作用，但是成瘾后从非法渠道获取则是吸毒，贩卖苯二氮䓬类药物就属于贩毒了。上海市人民检察院第二检察部主任谈剑秋在《检察日报》发表文章指出，"酒石酸唑吡坦片"如超剂量或者配合酒精服用，会起到助兴效果并成瘾，危害人体健康，如任其泛滥，还会造成易激惹肇事、"药驾"等次生危害。贩卖者短时高频从多家医院骗配售卖，明显超出正常用途所需，还有购买人在微信聊天中直接点明"上头"用途等。综合多种因素，应认定相关行为人主观上系出于"非法用途"，构成毒品犯罪。

五、超剂量服用苯二氮䓬类药物对身体有什么影响？

诊断为睡眠障碍或相关共病的患者，按照说明规定的用药剂量，苯二氮䓬类药物如果 7~10 天后仍无效，需要由专业医生评估是否需要换药，是否存在其他诊断，是否伴有物质滥用，是否需要改善睡眠环境及习惯，是否需要增加剂量等。不建议自行增加剂量或更换药物。

《精神科处方指南（第 12 版）》指出当苯二氮䓬类药物超过 100

毫克地西泮等效剂量可能致死，其中阿普唑仑片毒性最大。过量服用后可出现困倦、共济失调、眼球震颤、呼吸性构音障碍、抑郁、昏迷。而 sBZRA 中的酒石酸唑吡坦片，可能致死的最小剂量大于 200 毫克，继而出现困倦、激越、呼吸抑制、心动过速、昏迷。佐匹克隆片可能致死的最小剂量大于 100 毫克，出现共济失调、恶心、复视、困倦、昏迷。

六、服用安眠药能否同时喝酒？

从药动学方面来说，苯二氮䓬类药物与乙醇（酒精）相互竞争，导致两种化合物的代谢率下降，血浆浓度升高，可导致中毒。简单来说，就是药物需要和细胞结合才能起到作用，但是由于酒精与细胞的竞争结合作用，导致药物与细胞结合率下降。那多余的药物去哪里了呢？那些多余的安眠药则停留在血浆里，可能出现难以预测的结果。

从药效学方面来说，单用酒精可以引起镇静、遗忘、共济失调，以及产生愉快感（或在易感个体中恶化精神病性症状）。苯二氮䓬类药物也可以加重酒精的作用，可能增加中枢神经系统的抑制，导致呼吸抑制和死亡，或者产生轻度记忆减退，甚至严重记忆受损。

存在药代动力学相互作用时，药效学相互作用更明显。例如，长期大量饮酒者，酒醒状态下，酶诱导作用会增加地西泮的代谢，导致焦虑水平升高（治疗失败）；如果同一例患者处于醉酒状态，地西泮不得不与酒精竞争细胞色素 p4503A4 酶（CYP3A4）的代谢能力，导致地西泮的代谢明显减慢。地西泮和酒精的血浆水平会升高

（发生毒性反应）。酒精和地西泮均为镇静剂（通过 GABA 亲和性），可能发生意识丧失和呼吸抑制。事实上，除了苯二氮䓬类药物，绝大多数药物都不建议服药期间饮酒。

七、如何判断苯二氮䓬类药物滥用？

众所周知，苯二氮䓬类药物具有成瘾性，连续使用 4~6 周后停用，可出现戒断症状，精神症状会出现焦虑 / 失眠、噩梦、人格解体、记忆和主意力下降、妄想和幻觉；躯体症状会出现肌肉僵硬、虚弱、肠胃不适、感觉异常、流感样症状、视力障碍。在大多数情况下，苯二氮䓬类药物的戒断症状会在数周内缓解，但也有极少数患者会长期存在致残性症状。

八、如果已经成瘾，如何停用呢？

停用苯二氮䓬类药物所激发的症状群分 3 个部分，即反跳、戒断、复发 / 再发，这 3 组症状可相互重叠。反跳可以在末次服药后 24 小时内出现，恢复到治疗前基线水平需 1~3 周。反跳现象的出现是苯二氮䓬类药物依赖早期的临床症状。戒断又分为急性戒断和稽延性戒断，急性戒断症状通常可以自发缓解，4~12 周可完全消失；稽延性戒断症状开始于急性戒断，症状逐渐减轻，不时出现波浪样的症状反复，中间有症状缓解期，症状恢复不完全。复发 / 再发则是停用数周后缓慢发作，症状表现、程度恢复到治疗前水平。

一般认为，服药超过 4 个月就要采用药物剂量递减法来停药。根据患者的个体情况，一般成年人可在数周内减完。或者用长半衰期的药物替代短半衰期的药物，然后再在逐渐减少长半衰期药物，1.5~3个月内减完。在停药过程中，抗惊厥药卡马西平片和丙戊酸钠缓释片可起到辅助作用。

对于戒断过程中出现的失眠，可以选用盐酸曲唑酮片、米氮平片。另外盐酸普萘洛尔片可以用于改善心动过速。同时心理支持也非常重要，可以为患者传递关于依赖和戒断的知识、减轻焦虑的方法，提供认知行为治疗。心理治疗应贯穿整个疗程，在完全停药后也应该持续一段时间，以防止复发。癫痫发作可见于任何镇静催眠药大量使用或治疗剂量使用后突然停药时，可以按癫痫的相应治疗方法进行治疗，预防癫痫持续状态发生。

九、患者能安全使用安眠药吗?

在通常情况下，苯二氮䓬类药物应在医生的全面评估和指导下服用，未按照医嘱滥用可能造成依赖。或许，一部分患者经过家人朋友"热心推荐"，省去就医的麻烦，开始自行服用某种安眠药但殊不知失眠也可能是其他疾病导致。未找到真正的病因，当然药物的疗效也会差强人意。严格遵照医嘱服用苯二氮䓬类药物，可将不良反应控制在最小范围，若出现药物依赖的情况，也可在医生指导下逐步停药。

睡眠质量的好坏，直接影响着我们的生活质量和身体健康。要想获得一个好的睡眠，除了保持良好的心态和拥有健康的身体，在专业的医生建议下使用药物对症治疗尤为重要。学会对自己健康负责，不盲目跟风地合理使用安眠药可以帮助我们快速解决睡眠问题。

（朱仕廷）

作者简介

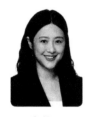

毕业于复旦大学药学院

主管药师

同济大学附属精神卫生中心（上海市浦东新区精神卫生中心）临床药师

擅长精神类药物的合理使用指导，参与药学门诊和多学科联合门诊（MDT）咨询。

朱仕廷

失眠不仅仅是"睡不着"与"睡不好"

在每个人的一生中，或多或少都可能经历过失眠。失眠症是目前最常见的睡眠障碍，失眠症为频繁而持续的入睡困难和（或）睡眠维持困难，并导致睡眠感不满意。根据中国睡眠研究会的统计数据显示，2021 年超过 3 亿中国人存在睡眠障碍，成年人失眠的发生率高达 38.2%。大部分失眠的人最深刻的体验是"睡不着"与"睡不好"。

当你失眠时，你在做什么？大脑发出警告，心情开始烦躁：怎么还没睡着？赶紧睡啊！漫漫长夜，越努力越睡不着，失眠到底要怎么破解啊？失眠人群想要好好睡觉，尝试无数种方案，最后在焦虑中等来了天亮。很遗憾，睡眠和世上的许多事一样，不是努力就能成功。

那大家或许有这样的疑问，失眠不仅仅是"睡不着"与"睡不好"，那还有什么呢？下面我们就一起来探索，失眠的复杂之处以及我们该如何应对。

一、失眠的原因

在睡眠研究学界，有个失眠原因的经典模型——"失眠的三因素"。首先是易感因素，有的人天生睡不好觉，纯属基因问题。这点我们很难改变。其次是诱发因素，当压力和创伤来了，我们很可能会睡不着。第三则是维持因素。为了应对急性失眠，失眠患者会出于担忧和恐惧，刻意努力补觉、早睡、晚起等，最严重的代价之一是失去快乐生活。

根据以上的三因素模型，我们不难看出，除去易感因素以外，失眠从表面看是一种躯体症状，但实际上却是一种情绪障碍，是由于情绪的失控而引起的心境上的改变，失眠患者的情绪持续性地处于一种低落的状态。紧张、害怕、担心、怀疑、愤怒、憎恨、抑郁、焦虑等情绪不仅在白天出现，晚上也依旧令他们无法摆脱。

根据最新的调查数据，70%~90% 的焦虑障碍存在失眠的困扰，60%~80% 的抑郁障碍患者也都有失眠症状，而在慢性失眠患者中，也有 60% 左右有情绪障碍。焦虑、抑郁与失眠，是人们求助医生时最常见的主诉，情绪障碍与失眠往往同时出现，或者是由其中一个症状引发另一个症状。即使仅仅是由于易感因素引起的失眠，也会加重易感因素与引起情绪问题。

或者说，失眠与情绪障碍互为因果。情绪障碍和失眠是一个共病问题，长期的失眠导致情绪障碍，抑郁、焦虑发生的核心症状又有失眠。失眠反过来又能使得抑郁、焦虑障碍雪上加霜，影响预后，这二者是相辅相成的关系。因此，失眠的原因很复杂，不仅仅是"睡不着"与"睡不好"。

二、失眠人群的特征

失眠症的发病率与年龄呈正相关，女性发病率高于男性，有家族史的人群发病率明显高于无家族史的人群，合并焦虑或抑郁症状的发病率高于普通人群。家庭环境中充满高情绪表达、缺乏温暖，控制多、说教多的人群不安全感高，失眠的发病率也高。

三、失眠的危害

失眠会慢慢失去社会联结。首先，为了拥有好的睡眠，彻底放弃一些开心的事。有些人完全避免自己喝茶、喝咖啡；节假日几乎都不安排一整天外出玩耍，和家人在一起的时间也变得心不在焉，拒绝一起出去的时光，因为要补觉或午睡。昼夜节律将社会生活组织在一起，当一个人失去了"时钟"，他会感觉自己逐渐远离现实世界，和家人、朋友和同事断开联结。其次，睡得着的人很难共情睡不着的人。失眠患者多数感到孤独，甚至有强烈的病耻感。如果他们把猝死、恐惧告诉同事、朋友，很可能会听到这么一句话"你就是想太多了"。

从害怕睡不着蔓延到害怕人生失败。失眠不仅仅是让失眠患者觉得没有休息够，随之而来的是身体不好、意志力丧失、人际关系糟糕、工作没有价值、怀疑人生意义。有的失眠患者不断自问："连睡觉都不会了，自己的人生还能干什么？"有时候患者会变成想象中比较糟糕的人：暴躁、神经敏感、容易失控，导致人际关系紧张，强度过高的情绪表达。有些患者会认为自己是废人，跟精力充沛的生活永远无缘了。

失眠的过度归因。失眠患者往往习惯于夸大失眠的负面作用。次日不佳的精神状态与其说来源于糟糕的睡眠，不如说是来源于对睡眠问题的过度担心和紧张。患者身上往往都存在过度归因问题——习惯把白天所有不好的事都归结为睡眠不好。

四、如何应对失眠

困了才睡，醒了就起。如果还不困，去做一些爱做的事情，包括看书、工作、做家务等。

允许自己不在最佳状态。把注意力放在该做的事情上，譬如，工作、与人交往、运动。当我们没睡好，第二天可能难以集中注意力，但我们依然可以做很多事，我们没有自己想象的那么脆弱。

营造良好的家庭氛围。家庭关系中的松弛感，本质上是遇到事情时积极的思维方式、较强的情绪管理能力以及平和的沟通方式。有些家庭即便不富裕，却有着稳定、松弛的氛围，身在其中的每一个人都能获得充足的安全感、归属感。一项针对年轻夫妇睡眠情况的研究发现，相较于单独入睡，男女双方都认为和伴侣在一起时睡眠会更好。但前提是，睡眠质量和关系质量有关，即婚姻幸福才会带来更好的睡眠。这种好的客体关系不一定只能通过恋爱获得，它还包括家庭关系、同事朋友关系，也包括心理咨询师和来访者之间的治疗关系。这种安心、愉悦的感觉，滋养着每一个家庭成员，也会让整个家越来越好。拥有好的家庭氛围，家庭成员感到温暖与安全，自然会感觉到放松，良好的睡眠便会悄然而至。

学会自我管理情绪。心理学认为情绪是我们人类整体应激反应，包含生理、认知和行为三大组成部分。进化心理学认为情绪是我们祖先遗留给我们的产物，是我们人类身上的一种强大本能。在一定程度上，情绪释放能帮助我们缓和内心紧张。

假如我们不加以控制情绪，任情绪泛滥，情绪则具有强大破坏力。有些人在睡觉前情绪久久不能平静，又或者在静下心来准备入眠时，负面情绪涌上心头。久而久之，负面情绪对我们睡眠的影响会成为一种习惯，不仅让我们失眠，还会让失眠更加助长负面情绪，侵蚀我们的身心健康。

寻找专业医生的帮助。如果你在很长一段时间内未能改善失眠的状况，或者睡眠很好的你突然开始睡不着觉，也可以考虑是不是一些心理疾病的征兆。当开始接受专业治疗时，失眠往往也会随之改善。身体是我们最好的朋友，当我们的内在失去平衡时，往往能及时通过身体的行为表现出来，所以我们莫名吃下很多食物、睡不着觉，这些都是在告诉我们，可能有一些不健康的生活习惯被我们忽视了，有一些内在需求没有得到满足，或者当下的某些事需要调整。

当我们认识到失眠不仅仅是"睡不着"与"睡不好"的时候，去感受、去发现、去改变，这是我们拥有甜甜睡眠的一个好的开始。

（陈燕华）

作者简介

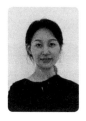

陈燕华

心理学本科，社会工作硕士

同济大学附属精神卫生中心（上海市浦东新区精神卫生中心）心理治疗师、社会工作师、心理测量师

上海市浦东新区卫生卫健委优秀青年医学人才

上海市和浦东新区社会工作督导候选人

上海市医学伦理学会叙事伦理专委会委员

上海海洋大学海洋文化与法律学院社会工作专业行业导师

上海市浦东新区医学会精华森医学专委会青年委员

从事心理临床工作10余年，专业方向为拒学、网瘾、情绪行为等问题青少年临床家庭治疗、社会工作干预。

承担上海海洋大学、上海师范大学、南京理工大学社会工作专业本科生、研究生的医务社会工作实习带教、项目指导、论文构思等教学工作。

Clinical Social Work Journal《临床社会工作杂志》审稿人，近3年发表医学心理、青少年家庭关系等相关SCI、核心期刊论文10余篇，其中5分以上SCI论文2篇。

失眠——席卷全球的"流行性"健康问题

失眠是最常见的睡眠障碍，患者有入睡或保持睡眠方面的问题，或者醒来后感到精力没有恢复。失眠并不仅仅是睡眠时间问题，每个人需要的睡眠时间不同。短期失眠是指失眠持续数日或数周，通常与暂时性压力有关，一般会自行缓解。睡眠问题持续至少 3 个月，则为长期或慢性失眠。

失眠的发生受到多种因素的影响，包括生理、心理和环境等因素。生活压力、焦虑、抑郁、不良睡眠习惯、睡眠环境不佳、过度使用电子设备等都可能导致失眠的发生。此外，慢性疾病、药物滥用、经济水平和不良生活方式也与失眠密切相关。失眠尤其常见于老年人和女性，在失业、离异、丧偶、分居或社会经济地位较低的人群中发病率也较高。

一、全球失眠的现况

在国内外失眠流行病学的研究中，失眠的发病率结果差异较大，主要原因与失眠诊断标准所使用的诊断工具、失眠评估工具的不同密切相关；其他原因与特定人群、国家、地区的差异有关。曾有学者分别以精神疾患诊断标准（DSM-IV）、ICD-10、睡眠障碍国际分类第二版（ICSD-2）、精神疾病诊断与统计手册第五版（DSM-V）等评估失眠障碍的发病率，分别为 22.1%、4.7%、15.1%、10.8%。若单纯以失眠症状进行评估，则发病率为 65.4%。根据不同的评价标准，失眠在普通人群中的发病率为 4%~50%。根据 WHO 公布的数据显示，全球睡眠障碍率达 27%，已成为全球第二常见的精神障碍。几乎每 3 人中就有 1 人存在睡眠问题，每 10 人中就有 1 人符合失眠的诊断标准，且这个数据仍在逐年攀升中。

二、失眠的地区差异

有研究显示，亚洲人整体睡眠状况较差，亚洲人不仅睡得晚、睡眠时间短，睡眠质量也低于世界其他地区的人。主要表现为夜间睡眠时间较短，开始时间较晚，睡眠效率较低，而且亚洲人工作日睡眠变化更大，但在周末时不会延长睡眠时间，欧洲人周末的睡眠时间比亚洲人长。不同国家在一周内睡眠变化方面的差异值需要进一步关注。

美国失眠调查对 2008—2009 年美国的失眠负担进行了广泛的描述，该调查是一项对国家健康计划中 10 000 多名人员进行的全国性调查。36~38 岁组超过一半的成年人存在睡眠困难，22.1% 的人符合《精神疾病诊断与统计手册》第四版失眠的诊断标准。根据当时制定的其他诊断标准，ICSD-2 中的失眠发病率为 14.7%，ICD-10 修订版中的失眠发病率为 3.9%。最普遍的症状是维持睡眠困难（61%），其次是早醒（2.2%）、入睡困难（7.7%）和非恢复性睡眠（25.2%）。尽管工作人群失眠的总体发病率为 23.2%，但女性的失眠率明显高于男性。女性失眠的发病率从青春期开始较高，在更年期尤其高。

除女性外，老年人群、社会经济地位低下的人群以及健康状况不佳或生活质量低的人群失眠的发病率也较高。许多社会压力源都与失眠有关。

在澳大利亚的一项针对中年社区睡眠障碍发病率的研究中发现，女性失眠的发病率显著高于男性。类似的是，在中国一项全国性的横断面网络调查发现，女性的睡眠质量与男性相比更差。众所周知，睡眠能力和睡眠需求随衰老的过程而降低。一项荟萃分析表明，中国老年人睡眠障碍的发病率为35.9%，其中老年女性更常见。一项全国性观察性研究的结果显示，老年人主诉睡眠质量差的发病率从2008年的34.87%上升至2018年的47.67%，短睡眠时间从5.29%增加到8.37%。有些研究在近几年发生变化，近几年的睡眠障碍发病率研究显示，相比于以往，年轻人似乎比老年人更容易失眠，老年受试者组的失眠汇总发病率显著低于年轻受试者组的失眠发病率。这可能与当前社会年轻人面临更多的压力、更频繁的高科技产品的使用、更严重的睡眠节律紊乱相关。上述不同人群失眠发病率的特点或许可以为临床识别失眠的高危人群提供参考意义。

加拿大针对3~79岁的家庭人口进行的一项具有全国代表性的横断面调查的结果显示，夜间失眠症状变得越来越普遍。2007—2015年，失眠的发病率为23.8%，比2007—2009年间的16.8%增长了42%。此外，美国成年人失眠的发病率从2002年的17.5%增加到2012年的19.2%。而在2013—2017年期间，报告入睡困难和睡眠维持困难的美国成年人分别增加了1.43%和2.70%。韩国成年人的平均睡眠时间从2009年的7.45小时减少到2018年的7.13小时，台湾失眠发病率约为17%，香港失眠发病率约为20.7%，澳门失眠发病率约为 27.6%。

近期文献显示，2022 年我国失眠的人群高达 38.2%，也就是说中国人有接近 5.09 亿人存在各种睡眠障碍问题，中国人每晚平均睡眠时长为 7.40 小时，调查显示，随着年龄的增长，总体上受访者的睡眠时长呈缩短趋势，睡眠质量自评呈下降趋势。男性受访者和女性受访者的每晚平均睡眠时长差异不大，但男性受访者比女性受访者的睡眠质量自评略高。学生群体的睡眠时长最长，每晚平均睡眠时长达到 7.74 小时，睡眠质量自评好于其他职业群体。但值得注意的是，研究生及以上学历群体的睡眠时长偏短、睡眠质量自评偏低，其中有 25.71% 的受访者的睡眠质量自评为"不好"。

三、结语

尽管有充分的证据表明睡眠对人类健康的各个方面都具有至关重要的影响，失眠是一个全球性的健康问题，影响着大量人群的生活质量，但睡眠健康的重要性在全球范围内仍未得到充分认识，应提高睡眠知识认知并促进参与全球范围内重要睡眠数据的收集。此类数据对于推动睡眠健康政策的实施是必要的，可以帮助对失眠的预防和管理，进而影响未来的研究方向包括探索失眠的发病机制、寻找更有效的治疗方法以及开展大规模的失眠流行病学调查和干预研究。

（吴政霖）

作者简介

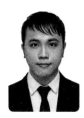

硕士研究生，精神科主治医师

同济大学附属精神卫生中心（上海市浦东新区精神卫生中心）心境障碍科主治医师

擅长精神科常见病和多发病的诊疗，参与多项科研项目，主要研究方向为双相情感障碍的物理治疗。

吴政霖

警惕！长期失眠可能正在影响我们的认知功能

　　睡眠是人类最基本的生理需求之一，人的一生中约有 1/3 的时间是在睡眠中度过的。如果将人体比作一台机器，睡眠就是这台机器的能源补给。因此，英国剧作家托马斯·戴克形象地把睡眠形容为一根"把健康绑在身体上的金链子"。

　　虽然睡眠对人体健康十分重要，但是良好的睡眠对不少人来说却是奢望。《2022 中国国民健康睡眠白皮书》（以下简称为《白书皮》）的统计数据显示，近 3/4 受访者曾有睡眠困扰，并且我国居民睡眠障碍发生率呈现持续升高且年轻化的特点。在我国 60 岁以上的老年人群中，睡眠问题的发生率约为 35.9%；青少年睡眠问题的发生率约为 26%；未成年人的平均睡眠时间仅 7 小时；44% 的 19~25 岁青年熬夜到凌晨零点以后；42% 的老年人入睡需要半个小时以上，失眠的发生率高达 21%；19~35 岁青壮年是睡眠问题的高发年龄段，睡不好逐渐成为年轻人的普遍痛点。《白皮书》还指出，2022 年中国睡眠不足 7 小时的人群比例增加 1/4；入睡时长延长成为普遍现象，辗转反侧半小时仍无法入睡的人增加 14%，自认睡眠较好的人群则减少了一半。

　　虽然失眠已经成为严重的社会问题，但是大众对于睡眠的相关知识仍有很多误区和盲区，人们或许正在经历失眠的烦恼，却不清楚失眠到底有什么危害，也不了解良好睡眠的标准，以及如何获得健康的睡眠。因此，开展睡眠健康科普，提高全民睡眠素养，势在必行。

一、什么是失眠？

WHO 对于失眠的定义是以频繁而持续的入睡困难或睡眠维持困难并导致睡眠满意度不足为特征的睡眠障碍，这种睡眠紊乱的频率是每周至少发生 3 次，并持续 1 个月以上，常影响日间的社会功能。如果失眠症状持续超过 3 个月，严重影响正常生活，无法通过自我调节或药物治疗缓解，则可以诊断为慢性失眠。与此同时，我们对长期的慢性失眠的关注可能仍停留在生理损害，譬如中医理论中的气血两亏，或者是机体免疫力下降、心脑血管疾病等。但是，人们可能不知道，长期慢性失眠可能对我们的认知功能产生影响。

二、什么是认知？

认知是指人们获得知识及应用知识的过程，它包括感觉、知觉、记忆、思维、想象和语言等。人脑接受外界输入的信息，经过头脑的加工处理，转换成内在的心理活动，进而支配人的行为，这个过程就是认知过程。认知功能是人类有别于其他生物的高级精神活动，认知功能受损将导致人们在社会生活等方面的能力下降。

三、失眠会导致认知损害吗?

有多项研究证实失眠会导致认知损害。杜克－新加坡国立大学医学院进行过一项试验,他们挑选了 56 名 15~19 岁的中学生随机分成 2 组,一组进行睡眠剥夺,让他们连续 7 晚仅睡 5 个小时;另一组维持充足睡眠,然后对两组中学生进行多项认知能力测试。试验结果发现,被睡眠剥夺的高中生,哪怕平时表现再优异,也受到广泛的认知功能损害,尤其在持续注意力、工作记忆和执行功能等方面受损明显。在进行能力测试时,被睡眠剥夺的学生会倾向于选择更加容易完成的任务,而逃避复杂的任务,而有些认知功能损害,如持续注意能力,即便是给予充分睡眠 2 晚也没有办法立即修复。

美国针对老年人睡眠与认知功能的研究显示,在无阿尔茨海默病的老年人中,失眠增加了发生认知功能减退的风险。脑脊液 $\beta-$ 淀粉样蛋白($A\beta$)是由 β 淀粉样前体蛋白水解而来,在细胞基质沉淀聚积后具有很强的神经毒性作用,是阿尔茨海默病的生物学标志物之一。研究者对 45~75 岁认知功能正常者进行 $A\beta$ 水平测试发现,睡眠效率更低者有明显 $A\beta$ 沉积,而且随着睡眠-觉醒节律的紊乱逐渐出现认知损伤的加重。流行病学证据也表明,睡眠质量差与轻度认知功能障碍(MCI)转变为阿尔茨海默病的风险增加有关,改善 MCI 患者的睡眠质量可能有助于降低阿尔茨海默病风险。

此外,慢性失眠会造成认知功能障碍,主要体现在记忆力、注意力和执行功能等方面。失眠对记忆力影响的研究还发现,失眠症患者在工作记忆期间的大脑激活程度明显高于睡眠良好者，失眠者必须进行代偿性大脑激活，才能维持健康人群的认知功能，而长时间的代偿激活终将导致大脑的疲劳，进而损害记忆能力，慢性失眠者在与工作记忆有关的神经网络连接中就表现出特征性异常。而在注意力损害方面，失眠症患者经常主诉无法集中注意力，在需要专注的工作学习时，常常频频走神、无法专注于眼前的事物，这让他们的效率远低于以前，严重时甚至无法胜任工作或学习。在人类的认知功能中，执行功能是重要组成部分，它不是单一的认知能力，而是几个不同的认知成分的集合，包括选择性注意、工作记忆和认知灵活性。执行功能负责的是人类更高层次的认知过程，如计划、推理、抑制控制和多任务处理等。研究发现与睡眠良好的人群对比，长期失眠患者在工作记忆、选择性注意、认知灵活性等方面能力更差、效率更低。

四、认知损害的病理机制是什么？

长期失眠导致认知损害的病理机制是什么呢？目前相关的几个病理机制假说值得关注。

1. DNA 断裂假说

DNA 作为携带遗传信息的载体，容易发生持续性地损伤。当人们需要工作、学习、活动时，紫外线、X 射线等因素都会对 DNA 造成影响。甚至大脑有时为了加速学习，还会主动让神经元中的 DNA 自断双链，让所需的基因快速表达。DNA 断裂是一种极其危险的损伤，通常与癌症、神经退化和衰老密切相关，而神经退化正是认知功能损害的病理生理基础。避免这些损伤的危害的唯一办法就是修复它们。然而 DNA 双链断裂的修复过程十分复杂，需要激活多条信号通路、募集多种酶和蛋白复合体，也需要较长的时间。在白天，由于机体的活动增加，DNA 的损伤往往不能及时得到修复。在这样的情况下，修复工作自然就拖到了晚上。以色列科学家发现睡觉可以增加染色体的运动，从而减少神经元中 DNA 损伤的堆积。研究人员通过对睡眠、染色体动力学、神经元活动和 DNA 双链断裂（DSBs）的操纵，发现在不睡觉的情况下染色体动力学很低，DSBs 的数量会增加。反过来，睡眠会增加染色体的动力学，这对于减少 DSBs 的数量是至关重要的。有研究人员称"睡眠给了生物体一个减少在非睡眠条件下大脑中出现的 DNA 损伤累积的机会"。而如果长时间不能得到足够睡眠，DNA 损伤无法得到及时修复，长此以往，神经退化将不可避免，认知功能的损害也将随之而来。

2. 记忆巩固 - 再巩固假说

此假说认为信息经由感知觉编码形成记忆后，在无意识参与下自主经历激活、稳定、衰退、再巩固 4 个阶段，而记忆的巩固过程则主要经历两个阶段：依赖时间的记忆稳定阶段和依赖睡眠的记忆提高阶段。研究者认为在记忆形成的最初 6 小时内记忆尚处在不稳定阶段，如果进行程序性干扰，最初的记忆成绩会出现减退，只有经历了睡眠阶段记忆才能得以提高。研究证明睡眠对学习和记忆有着显著的影响。一般来说，大脑在学习新事物时，首先是将吸取的新信息导入大脑，其次是巩固所学最终成为大脑中的稳定记忆。其中，通过睡眠可以让脑电波加强特定记忆的形成。在入睡后不久出现的 NREM 状态下，信息会从大脑的海马区转移到大脑的皮层中，而记忆也就因此被保存了下来。同时，NREM 与 REM 会反复出现多次，并随着时间的流逝，逐渐转换到浅睡的状态。在这个过程中，记忆将被整理并固化。如果不能保证充分的睡眠，记忆再巩固过程就得不到实现。

3. 神经毒性物质假说

正如我们前面提到的在长期失眠的老年患者中观察到脑内 Aβ 沉积增加，有科学家利用麻醉药模拟睡眠障碍周期进行动物实验发现，睡眠剥夺的大鼠脑脊液中 Aβ 和 tau 蛋白浓度增加，而 Aβ 和 tau 蛋白浓度的异常升高不仅会导致睡眠障碍，也会加重脑损伤，加速大脑老化。睡眠剥夺试验发现健康成年人睡眠剥夺 50 个小时，脑脊液中 tau 蛋白增加 50% 以上。

4. 共享回路假说

睡眠和觉醒受脑干、下丘脑、基底前脑和丘脑核的调节，这些区域向皮层发送投射并释放兴奋性和抑制性神经递质，调节睡眠-觉醒周期。而这些脑区很多都与记忆和认知功能相关。假说认为，也许正是由于这种共享回路，睡眠问题在阿尔茨海默病和其他痴呆症等认知损害疾病中很常见。

五、结语

失眠与认知之间还存在很多有待研究的问题，但是睡眠不足导致的认知功能受损，增加阿尔茨海默病和其他痴呆症的发生风险等问题需要得到更多的普及和大众的重视。对我们而言，保持良好的睡眠健康，可以促进个体注意力和记忆力等认知功能的提升，满足高速发展的现代社会需求。这也对睡眠医学的发展提供了新方向，通过深入探索睡眠的形成机制，为患者提供更好的医疗服务。

（金　莹）

作者简介

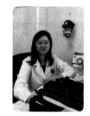

金　莹

精神科副主任医师，中级心理治疗师，国家二级心理咨询师

同济大学附属精神卫生中心（上海市浦东新区精神卫生中心）心境障碍科主任

浦东新区医学会精神医学专业委员会委员

上海市中医药学会脑病分会委员

上海市中西医结合医学会第六届精神疾病专委会委员

浦东新区优秀青年医学人才，浦东新区卫计委国际医学交流储备人才，济宁医学院、上海健康学院、同济大学附属东方医院精神医学教研室兼职教师。

长期从事精神科临床、教学、科研，在各类重性精神疾病诊治、心理疾病治疗干预方面有着丰富的临床理论和实践经验，擅长各类精神分裂症、情感障碍、神经症的诊断和治疗。

主要研究领域为情感障碍和神经症的临床及基础研究。主持参与多项市级、区级重点学科科研课题，在核心期刊发表论文多篇。

关于失眠的那些事儿

人生有 1/3 的时间在睡眠中度过，睡眠是一个恢复体力和精力的过程，也是一种生理、心理的恢复机制。良好的睡眠是身心健康的重要标志。专家提倡成年人每日平均睡眠时间要达到 7~8 小时，但据中华医学会的调查资料表明，中国约有 3 亿人存在失眠问题，其中青少年失眠的发生率高达 26%，成年人亦高达 38.2%。随着社会的快速发展，人们的生活、工作压力也随之增大，失眠已经成为一个影响现代人健康的重要问题，它不仅会对身体健康造成负面影响，还会对情绪产生不利的影响。如何正确认识失眠并进行及时有效的治疗呢？本文将为你详细讲解。

一、什么是失眠？

失眠是指对睡眠质和（或）量持续相当长时间的不满意，并影响白天社会功能的一种主观体验。中医又称其为"不寐""不得眠""不得卧""目不瞑"等。

二、失眠的诊断要点

（1）存在失眠的症状或主诉：包括入睡困难、不能熟睡；早醒、醒后无法再睡；频频从噩梦中惊醒，自感整夜在做噩梦，睡后精力没有恢复等。

（2）失眠导致工作、生活受到影响：包括疲劳或萎靡不振；注意力、专注力或记忆力下降；社交、家庭、职业或学业等功能损害；情绪不稳、易激惹、焦虑、抑郁；动力、精力或工作主动性下降等。

（3）已有合适睡眠条件和时间，仍有失眠的症状。这些睡眠困难相关症状至少每周出现3次，并持续1个月以上。

三、失眠的原因

1. 环境原因

常见于睡眠环境的突然改变，如乘坐车、船、飞机时的睡眠环境变化；卧室内强光、噪音、温度变化也可使人失眠。

2. 个体因素

不良的生活习惯，如过度饮用咖啡、浓茶或睡前饮茶、饮咖啡、吸烟等。

3. 药剂因素

服用某些具有中枢兴奋作用的药物，也可导致失眠，如中枢兴奋药哌甲酯、苯丙胺等。

4. 躯体因素

从广义上说，任何躯体的不适均可导致失眠。

5. 精神因素

包括因某个特别事件引起兴奋，忧虑所致的机会性失眠。

6. 情绪因素

情绪失控可引起的心境上的改变，这种改变特别会在情绪不稳时表现出来，它可以是由某些突发事件引起，如特别的开心或悲伤、生气等都可导致失眠。这种因突发事件引起的失眠只是一种现象，可能是偶然发生的、暂时的；而更严重的失眠则是长期存在睡不好的现象，他们的情绪持续性地处于低落状态，紧张、害怕、担心、怀疑、愤怒、憎恨、抑郁、焦虑等情感不仅占据他们白天的感觉器官，就连晚上也仍然摆脱不了。下面将详细探讨失眠对情绪的影响。

四、失眠对情绪的影响

失眠的人常在就寝前感到紧张、焦虑、担心或抑郁，过多的担忧如何得到充足的睡眠，对失眠的恐惧及过分关注失眠的后果，则加重失眠，形成恶性循环。有时人们常以药物或饮酒来对付失眠、焦虑、抑郁情绪，但药物及饮酒等不良使用则会进一步加重失眠及焦虑、抑郁情绪。

1. 焦虑情绪的加重

失眠常常会使人在夜间无法入睡，熬夜或无法保持良好的睡眠质量，从而导致第二天出现严重的疲劳感。这种长期的睡眠不足会严重破坏身体的生物钟，进而影响人们的情绪。疲劳和睡眠不足会导致大量的压力和焦虑情绪累积。

2. 抑郁情绪的滋生

经常性的失眠会使人们感到疲惫和无精打采，这种持续的心理和身体疲劳会削弱人们的情绪稳定性。失眠会对人们的正常生活产生负面影响，例如影响工作效率、日常活动和人际关系等。长时间的失眠会让人们感到无望和沮丧，从而滋生抑郁情绪。

3. 注意力和记忆力下降

失眠会直接影响人们的注意力和记忆力。睡眠不足会使人感到头脑迷糊，注意力难以集中，记忆力也明显下降。这对工作和学习都是极为不利的。注意力和记忆力的下降会进一步加重人们的焦虑和抑郁情绪，形成恶性循环。

4. 易怒和情绪波动

失眠会导致人们情绪不稳定，容易发脾气和产生愤怒情绪。长时间的睡眠不良会使人们的神经系统紊乱，自我控制能力降低，从而使人们更容易对周围环境产生敏感、易怒情绪。

5. 社交和情感困扰

失眠会严重干扰人们的社交和情感生活。长时间的睡眠不良会使人感到疲惫、烦躁和情绪低落，从而影响与他人的交往。同时，失眠还会影响人们对情感问题的处理能力，使人们更容易陷入负面情绪的循环中。

五、失眠的治疗

治疗目标：明确病因，改善睡眠质量和增加有效睡眠时间；恢复社会功能，提高生活质量；减少或消除与失眠相关的躯体疾病；避免药物滥用带来的负面效应。

治疗方法：建立良好的睡眠习惯、放松技巧、心理治疗、物理疗法、中医中药疗法、西医药物治疗等。

1.建立良好的睡眠习惯

保持规律的睡眠时间表，每天建立固定的睡眠和起床时间。避免在床上进行非睡眠活动，如使用手机或观看电视。营造一个舒适的睡眠环境，包括安静、明暗及温度适宜的卧室。

2.放松技巧

应用放松技巧可以帮助缓解焦虑和紧张，帮助入睡。常见的放松技术包括深呼吸、渐进性肌肉松弛、冥想等。放松疗法初期应在专业人员指导下进行，环境要求整洁、安静。

（1）深呼吸：通过深度的腹式呼吸来改善睡眠的方法。首先，在睡前尝试进行10~20分钟的深呼吸练习。坐直或躺下，放松肩膀和颈部，并将注意力集中在呼吸上。慢慢地吸气，感受空气进入肺部的感觉，然后慢慢地呼出，感受气息从体内流出的感觉。在深呼吸的过程中，可以想像自己正在吸入新鲜的氧气，让身体得到充分的休息和恢复。同时，也可以想象自己的思维逐渐平静下来，心情变得轻松愉悦。当感到困倦时，再回到床上准备入睡。如果仍然无法入睡，请继续进行深呼吸练习，直到感觉舒适为止。

（2）渐进性肌肉松弛：先紧张肌肉，保持10秒，注意这种紧张的感觉；紧接着使紧张的肌肉彻底放松5~10秒，并体会放松时肌肉有什么感觉。每部分肌肉一张一弛做2遍，然后对感到未彻底放松的肌肉依照上述方法再行训练，每天坚持练习2~3次。

（3）冥想：穿舒适的衣服，花几分钟做一些伸展运动，选择一种舒适的坐姿，躯干挺直，骨盆前倾，肌肉放松，闭上眼睛，把注意力集中在呼吸上，呼吸均匀。可在脑海中模拟一个宁静的场景，逐渐探索，直到获得完全的宁静，期间保持心无杂念，如果遇到注意力分散，及时调整。早晚各 1 次，或者一日多次。

3. 心理治疗

（1）一般心理治疗：通过解释、指导，使患者了解有关睡眠的基本知识，减少不必要的预期性焦虑反应。

（2）认知行为疗法：通过改变不良心理和行为来达到效果的治疗手段，它包括睡眠健康教育、刺激控制、认识睡眠限制、控制矛盾意念、认知治疗等对失眠的认知和行为进行干预治疗。该方法适合于各年龄段人群，被普遍认为是慢性失眠的一线治疗方法。

4. 物理疗法

睡眠医学领域常用的基于电磁刺激的神经调控技术，如经颅磁刺激（TMS）治疗采用电磁感应原理，通过外部电磁场刺激脑干网状结构系统睡眠控制区域的神经元，调节神经递质传递，增强大脑神经皮质对植物神经中枢的调节作用，对大脑睡眠活动区域加以有效诱导，来控制睡眠过程，改善睡眠质量。

5. 药物治疗

治疗睡眠障碍的药物治疗包括镇静安眠药、褪黑素受体激动剂、某些带有镇静性抗抑郁药以及抗精神病药物等。镇静安眠药包括苯二氮䓬类及非苯二氮䓬类 2 种，如地西泮片、艾司唑仑片、酒石酸唑吡坦片、佐匹克隆片等。西医药物治疗失眠虽然见效快，作用机制与效果相对明确，但会使人逐渐产生依赖性，损害人体的认知功能，停药之后容易产生戒断综合征、异常精神状态等问题，不宜长期服用。

6. 中医疗法

中医认为，睡眠障碍属阳盛阴衰，阴阳失交，故需疏通经脉、扶正祛邪、调和阴阳。针刺治疗失眠以经络为通道，针刺补法和艾灸起到扶正作用，针刺泻法和点刺放血起到祛邪作用，针刺补泻结合，调节气血运行，调和脏腑阴阳。中药治疗失眠，先辨其虚实，实者当泻之，可选用重镇安神剂或清脏腑热剂。针刺调节人体神经内分泌系统，中药降低神经系统的兴奋性。针刺从人体体表进行刺激，调和卫气营血；中药通过内服，调和五脏气机。两者相辅相成，最终达到"阴平阳秘"的治疗目的。

六、结语

综上所述，人们在日常工作生活中要充分认识并重视失眠，要尽早发现，纠正不良的睡眠认知，养成科学的睡眠习惯，必要时可求助专业医生，联合药物及心理治疗以改善失眠症状，如此才能拥有更加健康的身体和更加积极美好的人生。

（胡建军）

作者简介

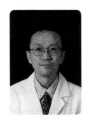

上海同济大学医学院本科

同济大学附属精神卫生中心（上海市浦东新区精神卫生中心）精神科主治医师、中级心理治疗师

胡建军

从事精神卫生领域临床及科研工作 28 年，对精神分裂症、心境障碍、焦虑症、强迫症、睡眠障碍等各种精神和心理疾病的诊断及治疗有丰富经验和独特的见解。主持区科技和经济委员会面上项目 1 项，发表论文 10 余篇。

睡眠百科：关于睡眠健康的十七问

　　睡眠是人的基本生理需要，睡眠的好坏与人的健康密切相关。睡眠不足会出现记忆力明显下降，伴随神经元细胞营养不良、萎缩，乃至凋亡，与心脑血管病的发生直接相关。良好的睡眠对记忆力有明显的保护作用；能促进大脑发育生长，调节新陈代谢；能消除疲劳，恢复精力、体力；能增强免疫力，美容养颜。

一、什么是睡眠周期？

　　正常成年人的睡眠呈周期性。每个周期 NREM 及其随后的 REM 组成。国际睡眠医学学会将睡眠分为 5 个阶段，分别为入睡期、浅睡期、熟睡期、深睡期，和快速眼动期。

　　入睡期：即人们一般认为的昏昏欲睡的阶段，这一时段是睡眠的开始。

　　浅睡期：这是开始正式进入睡眠，此时若出现一些细小的动静容易惊醒。

　　熟睡期、深睡期：此时睡眠已进入沉睡期，轻易不能被唤醒。

　　快速眼动期：此阶段睡眠者通常会有翻身动作，并容易惊醒。

　　一个睡眠周期一般认为是 90~100 分钟。通常晚上需要经历 5 个周期，一般每晚 6~8 小时就可以保证睡眠时间和睡眠质量。

二、失眠离我们远吗?

据统计，全球约有 27% 的人存在睡眠问题。失眠是最常见的睡眠障碍，我国失眠患者约有 3 亿，青年和中年群体失眠的发生率高达 82.3% 和 84.3%，老年人群中患有慢性睡眠问题达 40%~70%，但失眠患者就诊率不足 10%。

人的一生将近 1/3 的时间在睡觉中度过，拥有优质的睡眠对健康意义重大。睡觉是生命的基本需要，更是机体复原、整合和巩固记忆的重要环节，是健康不可缺少的组成部分。但是，现代社会的快节奏、强压力，使没法睡、睡不着、睡不好成为了这个时代很多人共同的困扰。

三、长期失眠的危害是什么?

首先，长期失眠会减少睡眠的时间，在白天会频繁地瞌睡，没有精神，就会降低学习或工作的效率，很容易导致一些错误的出现。其次，长期失眠会降低记忆力，注意力不容易集中，很容易引起头痛、头晕的现象。另外，还会影响到情绪，使人很容易烦躁焦虑，很容易激发一些矛盾。长期睡眠不足，还会引起机体免疫功能下降，加剧衰老，缩短寿命，甚者可能导致心源性猝死、脑血管意外、肿瘤等疾病，增加死亡风险。因此，长期失眠是不容忽视的"慢性杀手"。

四、导致失眠的诱因有哪些?

（1）下午以后饮用含有咖啡因的饮料；

（2）晚上抽烟；

（3）晚上饮酒；

（4）午睡、白天打盹、白天睡太多；

（5）晚上做剧烈运动。

五、影响失眠的常见因素有哪些?

（1）精神因素：生活和工作压力、创伤事件、精神错乱等；

（2）躯体因素：疾病引起的疼痛、激素水平紊乱等；

（3）环境因素：声音、亮度、温度、湿度、寝具（包括睡衣、枕头、床垫、床单、被褥等）等。

六、如何诊断失眠呢?

WHO 对失眠的定义为：1 周内至少有 3 个晚上出现入睡困难和（或）难以维持睡眠，有无法恢复精力的睡眠引起的不适，并伴随白天的苦恼或影响社会功能。临床表现有主观抱怨失眠状态，入睡困难（入睡时间超过 30 分钟），睡眠无法维持（整夜觉醒次数 >2 次），太早醒无法再入睡，睡眠质量下降和总睡眠时间减少（通常少于 6 小时），伴有白天功能的影响。

七、什么才是良好睡眠呢？

同样是睡够了 8 小时，为何有的人神采奕奕，有的人萎靡不振？事实上，睡得好不好，并不仅仅和时长有关，很多因素都影响睡眠质量。美国国家睡眠基金会发布的《睡眠质量建议》，提出了关于睡眠质量的 4 条推荐指标：

（1）能在 30 分钟内入睡；

（2）半夜醒来后 10 分钟内能再次入睡；

（3）每晚醒来 5 分钟以上不超过 1 次；

（4）在床上的时间里，有 85% 是在睡觉。

只要满足了上面几条，就说明你拥有一个良好的睡眠质量。

八、如何拥有良好睡眠呢？

美国疾病预防与控制中心给出了 6 条睡眠建议。

（1）晚上在同一时间上床，早晨在同一时间起床，包括周末；

（2）保持卧室安静、黑暗、轻松、温度适宜；

（3）把电视、电脑、手机都从卧室里拿出去；

（4）睡前不要大吃大喝，不喝咖啡或饮酒；

（5）避免吸烟；

（6）适当运动，白天锻炼身体可以使你晚上更容易入睡。

如果通过以上自我调整的方式，睡眠质量仍无法缓解，还影响到了生活，那么就需要及时就医干预，最好到医院专门的睡眠中心或者神经内科接受专业治疗，切忌自己随意服药。

九、原发性失眠和继发性失眠又是什么呢?

在通常情况下,按照病因划分失眠可以分为原发性和继发性两类。原发性失眠通常缺少明确病因,或在排除可能引起失眠的病因后仍遗留失眠症状。继发性失眠则是由于躯体疾病、精神障碍、药物滥用等引起的失眠,或者是与睡眠呼吸紊乱、睡眠运动障碍等相关的失眠。其中原发性失眠又分为3种类型:

(1)心理生理性失眠:最为常见,其特征为过度关注自身的睡眠问题,易觉醒,由此导致失眠及日间功能障碍。

(2)特发性失眠:仅见于儿童,无其他诱因,呈隐匿发病且失眠症状持续存在,伴日间功能损害。

(3)主观性失眠:其特征是患者主观存在严重的失眠体验,在排除睡眠呼吸紊乱疾病的情况下,却没有与之相对应的日间功能损害。

十、什么是情绪性失眠?

情绪性失眠主要指由各类负面情绪和情绪不稳定引起的入睡困难的问题。可能是生活中的偶发事件引起的短期失眠,而长期的情绪问题会进一步引发头痛、食欲不振、免疫力下降等。年轻群体中高发,因工作压力、过度劳累、突发事件、感情问题等因素引发焦虑抑郁的负面情绪是影响睡眠的重要因素。

情绪与睡眠问题是双向影响的,失眠有加重抑郁焦虑的可能,不良情绪也会引起失眠并影响睡眠质量。

十一、如何确定自己是否失眠？

失眠是在舒适的环境下个体对睡眠质量的不满，主要表现为入睡困难、眠浅多梦和早醒，常常对社会功能造成影响。所以一般来讲，如果对白天的正常生活工作没有明显影响，则不诊断为失眠。

十二、慢性失眠的认知行为疗法是什么？

失眠的认知行为疗法是一种心理治疗技术，主要通过谈话的形式，针对导致失眠的不良行为与信念进行矫正，一般起效相对较慢，维持时间可长达数月至数年。

十三、睡眠相关呼吸障碍有什么危害？

反复发生的低通气与呼吸暂停会引起全身组织器官的缺血缺氧，进而引起多器官功能不全或障碍，可能会导致多种其他疾病。肥胖是该病的主要易感因素，超重的人群应注意控制体重，睡前避免饮酒或服用镇静催眠类药物。

十四、睡觉打鼾也是"睡不好"吗？

睡眠爱打鼾的人也是"睡不好"的人。打鼾的人虽然看起来睡得很"香"，但其实他们很难进入深睡眠，其表现是到了白天精神不振，总觉得没睡够。睡眠呼吸暂停是具有潜在危险的常见病症，可表现为睡眠打鼾、反复呼吸暂停、夜间反复憋醒、血压升高、心绞痛、心律失常、晨起头痛、白天嗜睡和记忆力减退等各种表现，严重者甚至可能出现夜间猝死。我们对睡眠呼吸暂停的定义是"呼吸停止10秒以上"，建议这类患者到医院进行夜间呼吸睡眠的监测，明确其发生的类型、程度和原因，再进行相应的治疗。

十五、治疗失眠的常用药物有哪些?

1.苯二氮䓬类

代表药物：地西泮片（安定）、艾司唑仑片（舒乐安定）、阿普唑仑片、劳拉西泮片等。特点：具有抗焦虑、镇静、催眠、肌肉松弛和抗惊厥作用，易产生依赖性，一旦停药常有明显的反弹效应，产生躁动不安、焦虑、失眠。此外，药物残留在体内会对记忆产生损害。

2.非苯二氮䓬类

代表药物：酒石酸唑吡坦片、佐匹克隆片、右佐匹克隆片、扎来普隆片。特点：非苯二氮䓬类催眠药作用快，通常用于入睡困难的患者，半衰期较短，次日残余效应降低，较少有产生日间困难，但不延长总睡眠时间，不减少觉醒次数，而且价格较高。

3.具有镇静作用的抗抑郁药

（1）盐酸曲唑酮片：适合合并抑郁、重度睡眠呼吸暂停及药物依赖的失眠患者；

（2）米氮平片：可用于伴有失眠的抑郁患者；

（3）马来酸氟伏沙明片：可用于伴有失眠的抑郁患者；

（4）盐酸多塞平片：FDA批准用于睡眠维持困难和短期睡眠紊

乱的三环类抗抑郁药。

十六、失眠的非药物干预有哪些?

非药物治疗失眠的方法众多，其中针对失眠的认知行为疗法具有较好的循证医学证据支持，在临床实践中应优先考虑。物理治疗方法有经颅磁刺激治疗（rTMS）、光照治疗、经颅磁刺激、静电刺激、改良电痉挛治疗（MECT）等。其他治疗还包括运动治疗、中医药治疗等。

十七、有什么睡眠小妙招吗?

1. 调整生物钟

正常规律的生物钟对于睡眠来说很有帮助，所以要尽量养成在固定时间睡觉的习惯。刚开始时，即使不困也要按时上床睡觉，等身体适应了生物钟，一切就步入正轨了。这一点尤其适用于那些大半夜还在拿手机追剧、刷朋友圈的"熊猫星人"。

2. 呼吸减慢法

调整呼吸对于助眠也有一定的作用。调整呼吸节奏，逐渐放慢呼吸的频率，让身体得到放松。一般来说，做 7 分钟左右的深呼吸就可以帮助人们顺利进入深眠状态了。

3. 睡前泡泡脚

人体的足底穴位众多，用热水泡一泡脚，可以有效地促进身体的血液循环，对于缓解失眠有较好的辅助作用。对于失眠的人而言，在晚上睡觉之前把脚放在 38~43℃的热水中浸泡至少 15 分钟是简便易行的助眠方式之一。

4. 饮热牛奶

很多人失眠是因为紊乱的交感神经系统，睡前半小时喝半杯热牛奶，牛奶不仅有利于营养心脑器官，还能综合调节神经、内分泌以及免疫系统功能，从而促使人体安稳入睡。

（江　琦）

作者简介

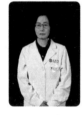

江　琦

精神科副主任医师，老年精神科四病区主任，二级心理咨询师，中级心理治疗师。

上海市中西医结合学会第五届精神疾病专业委员会委员，上海市女医师协会会员，浦东新区卫生系统中青年业务骨干培养。

从事精神科专业 30 余年，熟练掌握精神科领域的理论知识和临床各种精神障碍的诊治，具有丰富的临床经验。曾主持参与多项区、局级科研项目，以第一作者在核心期刊发表论文多篇，擅长治疗疾病及相关治疗技术：记忆障碍、阿尔茨海默病、老年精神障碍、老年抑郁障碍、睡眠障碍、老年心理卫生。

事件相关电位：失眠的大脑电生理检测

失眠是指无法入睡或无法保持睡眠，或者睡眠质量下降，导致白天精力不足、记忆力下降、情绪不稳定等问题。失眠对患者的生活质量和工作效率有着严重影响，甚至可能导致抑郁症、焦虑症等心理疾病。失眠影响着全球数亿人口。根据 WHO 统计，全球睡眠障碍的发生率为 27%，而在某些地区甚至高达 50%，严重影响了人们的身心健康和生活质量。因此，我们应该重视失眠的预防和治疗。通过改善生活习惯、保持良好的心态、合理饮食等方式，可以有效预防失眠的发生。同时，对于已经出现失眠症状的患者，应尽早寻求医生的帮助，进行科学的诊断和治疗，以恢复正常的睡眠质量，提高生活质量。

随着对失眠的相关诊疗研究不断深入，事件相关电位（event-related potentials，ERP）逐渐走入人们视野。ERP 是一种记录大脑对特定刺激事件反应的电生理方法。它通过在头皮上放置电极，记录大脑在接收到特定刺激时产生的电位变化，从而反映大脑对刺激的处理过程。ERP 是认知神经科学研究中使用最广泛的方法之一，用于研究和探讨感觉、知觉和认知活动的生理相关性，该技术在神经科学、心理学、临床医学等领域有着广泛的应用。进行 ERP 研究时，常用波峰效价和潜伏期来标记不同的成分："N"表示负波，"P"表示正波。例如，ERP 的主要成分有 P100、N100、

P200、N200、P300，早期外源性成分包括 P100、N100、P200，与刺激的物理属性有关，是评价受测试者注意力和合作程度；内源性成分则包括 N200、P300 等，与人类认知活动或心理加工过程密切相关，由于不受刺激的物理特性的影响，能客观地反映感知、记忆、理解、推理和情感等心理过程的电位变化。故而 ERP 可以用于研究大脑的认知、情绪、记忆等高级功能，也可以用于诊断和评估各种神经心理疾病。

其中 P300 或称 P3 是最受关注内源性成分，P300 是一种反映大脑对新刺激反应的 ERP 成分，通常在刺激出现后的 300 毫秒左右出现。有证据表明，P300 振幅与记忆能力呈正相关，振幅的下降大多意味着大脑激活程度降低和认知功能的下降。P300 潜伏期可以用来推测认知功能启动和持续时间，波幅可以反映认知功能被激活的程度。对失眠患者认知功能检测发现 P300 潜伏期延长，P300 波幅下降；潜伏期与认知功能损害呈正相关，客观反映了失眠患者存在一定程度的认知功能的损害，这可能表明失眠患者对新刺激的处理能力下降。近期对于失眠患者 N170 的研究也得到关注，N170 是 ERP 的早期原始成分，其是发生在枕颞电极的刺激开始后的 140 到 180 毫秒的负波，拥有对面部表情特异的敏感性。N170 可以被面部情绪调节，与其他情绪相比，快乐的面孔诱发的振幅更小。研究显示，失眠患者识别情绪表情的速度较慢，而且对快乐表情的识别速度减慢更加显著，提示失眠患者的面部表情分类功能存在障碍，并揭示了失眠和情绪处理之间的重要联系。但也有不少研究并未得到上述类同的结果，这可能与样本量大小、实验操控、失眠群体的异质性等诸多因素有关。

那么在实际的临床工作中，医务人员或研究者是如何进行 ERP 的操作呢？在这里由笔者为大家简单介绍一下。

测量 ERP 的方法通常包括以下步骤：

准备：首先，需要选择一个特定的刺激。例如，声音、图像或触觉刺激。这个刺激必须是可预测的，以便研究人员能够精确地控制刺激的时间和频率。

放置电极：接下来，需要在头皮上放置电极。电极通常是通过一种叫做电极帽的设备固定在头皮上的。电极帽通常包含几十个电极，这些电极可以记录大脑不同区域的电活动。

刺激：在电极放置好之后，研究人员会向被试者提供特定的刺激。例如，他们可能会播放一系列的音调，或者展示一系列的图像。

采集数据：当刺激发生时，电极会记录大脑的电活动。这些电活动会被转换成数字信号，并存储在计算机中。

分析数据：最后，研究人员会对采集到的数据进行分析。他们会使用特殊的软件来计算 ERP 波形，这些波形反映了大脑在特定事件发生时的电活动。

那么 ERP 技术在失眠的治疗方面能否带来新的思考和启发呢？我们先大概了解一下目前关于失眠的主要治疗方法，包括药物治疗、心理治疗和物理治疗。药物治疗是目前治疗失眠的主要方法之一，包括苯二氮䓬类药物、非苯二氮䓬类药物、抗抑郁药物和中草药等。苯二氮䓬类药物如地西泮片、阿普唑仑片等具有快速镇静和抗焦虑作用，是治疗失眠的首选药物。非苯二氮䓬类药物如佐匹克隆片、酒石酸唑吡坦片等，不良反应较小，相对应用的时间较长。抗抑郁药物如盐酸曲唑酮片、米氮平片等对失眠有良好的治疗效果，但需注意其可能的不良反应如胃部不适、纳差、便秘、头痛等。然而部分助眠的西药存在药物依赖的风险，因而有相当一部分失眠的人群会选择中药治疗，有时疗效还不错。当然中草药也并非完全无不良反应，较常见的就是不合理使用后造成肝脏、肾脏的损伤。因此在使用药物治疗失眠时，需要在医生的指导下进行。对于失眠的心理治疗，常用的有认知行为治疗、放松训练、行为矫正治疗等。简言之，医生所遵循的基本原则：医生会与患者进行深入的交谈，了解其失眠的可能原因、影响因素和具体症状，然后根据患者的个体差异制订个性化的治疗方案。这种治疗方法可以帮助患者改变不良的睡眠习惯，提高睡眠质量，从而缓解失眠症状。此外，失眠的心理治疗还可以帮助患者解决与失眠有关的心理问题，如焦虑、抑郁等，从而达到治愈的目的。物理治疗则包括 rTMS、脑电生物反馈以及中医的针灸等。中医认为失眠的基本病机是由于阳盛阴衰，阳不入阴所致。针刺治疗失眠主要是调和气血，疏通经络，调气以治神。临床上中医师会综合运用多种方法来提高针灸治疗失眠的疗效，如针刺联合艾灸法、针刺联合耳穴压贴法、针刺联合中药法，并运用不同的方法进行选穴配穴，如子午流注法、灵龟八法等都有一定的疗效。但是，失眠的临床表现复杂多变，患者的个体差异明显，依从性也不同，往往给治疗增加了难度。

目前失眠的机制尚不完全清楚，现有失眠的诊断主要依赖于患者的主观报告和医生的临床观察。这种方法可能存在评价者的主观性和不可靠性。故而失眠的治疗和管理并非易事，存在许多挑战。首先，失眠的病因复杂多样，包括心理压力、生理疾病、药物不良反应、环境因素等，因此需要针对不同的病因进行个体化的治疗。

然而，许多失眠患者并未得到准确的诊断，因此无法得到有效的治疗。其次，失眠的治疗需要时间和耐心。许多失眠患者需要尝试多种治疗方法，包括药物治疗、认知行为疗法、放松训练等，这些方法需要长期坚持才能看到效果，而效果的评估只能依靠患者的主观感受。

失眠患者的 ERP 特点的研究对于深入理解失眠的神经机制，以及为失眠的诊断和治疗提供科学依据具有重要的理论和实践意义。未来的研究可以使用 ERP 技术来观察失眠患者在睡眠过程中的大脑活动特征，通过 ERP 的特征性表现，可以揭示失眠患者在大脑信息处理过程中的异常，进而更好地理解失眠的病理机制，为失眠的早期筛查和精准诊断提供有效的工具。此外，ERP 的研究还可以为失眠的治疗提供新的思路和方法，例如通过调整刺激，调节大脑信息处理过程中的异常，改善失眠患者的睡眠质量以达到治疗目的。在失眠患者的研究中，ERP 还可以用于评估睡眠质量、睡眠障碍的类型和严重程度、睡眠对认知功能的影响等。例如，医生可以通过观察 ERP 中的特定波形来判断患者是否在夜间真正进入了深度睡眠。医生也可以通过对比患者在治疗前后的 ERP 来评估治疗的效果。除此之外，ERP 还可以用来研究失眠的病因。例如，医生可以通过观察 ERP 来判断失眠患者的大脑是否在处理某些刺激时产生了异常反应，这可能有助于医生找出失眠的病因，并为患者提供更有效的治疗。因此，失眠患者的 ERP 特点研究具有重要的科学价值和临床应用前景。

然而，这些方法目前仍处理理论假说阶段，即便能应用于临床实际，初期也很可能存在某些不良反应和效果不稳定的缺点。总而言之，ERP 技术能为失眠的诊治提供新的工具和方法，其未来的研究肯定能在失眠的机制、诊治等领域得到更广泛的应用。

（姚苗苗）

作者简介

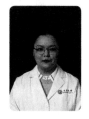

姚苗苗

上海交通大学医学院硕士

中级心理治疗师

国家三级心理咨询师

同济大学附属精神卫生中心（上海市浦东新区精神卫生中心）心境障碍科主治医师

上海健康医学院兼职教师

上海市医师协会会员

从事精神科临床工作近 10 年，对于各类精神疾病的诊治以及心理问题干预方面积累了丰富的临床经验，擅长抑郁症、焦虑症、睡眠障碍、躯体形式障碍、躁狂发作、精神分裂症、各类神经症以及老年性精神疾病的诊治。

主攻研究领域为心境障碍、老年性精神疾病的临床研究。

主持参与多项国家级、市级、区级科研项目，发表核心期刊论文 5 篇，参编科普或专业图书 3 部。

睡觉不安稳？需要注意"睡惊症"

一、孩子的夜半"惊"梦

妈妈最近发现孩子晚上睡觉总是会突然惊醒，从床上爬起来，又喊又叫，还喘着粗气，满头大汗，像被什么吓到了，叫他也没反应，一般持续 3~5 分钟。第二天问他，他却什么都不记得。妈妈非常担心这样会对孩子的大脑造成某些损害，带孩子四处检查，也没法发现什么异常。

孩子夜里睡觉总是出现哭喊、惊醒的情况，但是第二天他却什么都不记得。这究竟是成长发育的必经阶段，还是疾病的症状表现？

二、何为睡惊症？

睡惊症通常表现为深夜从梦中惊醒，容易陷入无尽的恐惧和痛苦之中。患者感到害怕、无助和焦虑，仿佛被一股神秘的力量所困住，无法自拔。睡惊症也称为夜啼或夜惊症，是一种异态睡眠，儿童多见，一般在入睡后半小时左右发作，发作时通常不伴有梦境。临床表现为突然从睡眠当中清醒过来，通常始于恐慌的尖叫，同时存在明显自主神经功能紊乱，比如心跳加快、呼吸深快、表情惊恐、出汗、瞳孔扩大等。每次发作持续 1~10 分钟。意识呈朦胧状态，安抚效果不佳，数分钟之后又倒头就睡，多数人第二天之后不能回忆当时的情景。

　　睡惊症常见于青春期前（4~12 岁），高发于 5~7 岁的儿童。发病率约占儿童的 5%，18 个月龄儿童的发病率约 36.9%，30 个月龄儿童的发病率为 19.7%，成年人的发病率为 1%~2%。目前，睡惊症的原因尚不明确，但科学家们认为这可能与大脑的神经递质失衡有关。此外，心理压力、焦虑和抑郁等心理因素也可能是诱因之一。

三、睡惊症常见于哪些人群？

　　儿童或青少年人群：因年龄较小，若压力过大或受到惊吓，容易引起精神紧张，易患睡惊症。

　　焦虑敏感的人群：该类人群对外界事物和他人看法较为敏感，容易因为小事感到悲观失望，且情绪容易紧张，易感性较强。

　　长期高压的人群：长期面对生活和工作高压，导致自主神经功能不稳定，严重影响睡眠效率，产生夜间惊醒。

四、如何缓解睡惊症？

1. 养成良好的睡眠习惯

应避免白天过度兴奋、劳累，合理安排生活，消除影响睡眠不安的各种因素，养成按时睡眠的好习惯，每天尽量在同一时间上床和起床。一般说来，睡惊症只要不是频繁发作，不必过于紧张，随着年龄的增大，睡惊症会逐渐消失。睡眠质量的好坏会影响孩子身体和大脑的发育，所以说良好睡眠习惯对于孩子是非常重要，特别对大脑发育非常重要。

2. 生活护理

保持规律的作息时间，避免熬夜，保证充足的睡眠时间。

睡前避免过度兴奋的活动，如看电视、玩游戏等。可以尝试听轻柔的音乐、泡热水澡等放松身心的活动。养成良好的睡眠习惯，如保持正确的睡姿、避免蒙头睡觉等。

3. 优化卧室环境

在孩子睡觉之后尽量减少噪音，减少灯光刺激，尽量让他们避免这种引起睡惊的刺激，给孩子一个安静舒适的睡眠环境。在上床的时候多陪孩子说说话，共同听一段轻松的音乐，让孩子能够比较愉快地入睡。不要前一秒孩子还在看电视、玩游戏下一秒就让孩子入睡，要给孩子一个缓冲时间来帮助孩子轻松入眠，这是避免睡惊症的比较好的办法。

4. 心理护理

（1）认知行为疗法：通过改变患者对特定恐怖对象或情境的错误认知，加以纠正从而减轻患者的恐怖焦虑情绪，缓解睡惊症症状。

（2）催眠治疗：适用于焦虑型和抑郁型睡惊症患者，在催眠暗示下，通过良性的语言帮助患者放松和消除紧张不安的情绪，使患者改变对应激因素的错误认知，从而解除患者的紧张和不安情绪，缓解睡惊症症状。

（3）支持性心理治疗：通过鼓励、保证和支持，减轻患者对出现在不同情境下的预期焦虑，鼓励患者勇敢地面对恐惧的情境，尽力克服心理上的恐惧，帮助患者缓解恐怖焦虑症状，从而缓解睡惊症症状。

（4）松弛疗法：家长可以给患儿进行按摩放松，按照从头到躯干到腿的顺序放松肌肉。

（5）晒太阳：适用于缺钙引起的睡惊症患者。儿童应适当增加户外运动的时间，坚持晒太阳，促进机体合成维生素D。注意6个月内婴幼儿应避免太阳直晒，可在晨起或傍晚紫外线相对较弱的时候晒太阳，同时补充钙剂，缓解睡惊症症状。

4.饮食护理

避免过度饮食，尤其是辛辣、油腻、咖啡因等刺激性食品。多食用富含B族维生素、钙、镁等营养素的食物，如绿叶蔬菜、鱼类、坚果等。适量饮用温开水，保持身体水分平衡。

五、如何预防睡惊症？

睡惊症可以通过以下方式进行预防：

（1）要注意孩子的钙和维生素D的补充，可以适当进行户外运动，晒晒太阳。

（2）家长平时需要注意与孩子的沟通方式，不宜通过责骂去解决问题。

（3）培养良好的饮食和睡眠习惯，早睡早起，睡前不吃零食，不要喝太多的水或兴奋性饮料，如咖啡、奶茶等。

（4）睡前避免做剧烈运动，不宜看过于刺激的动画片或电视剧。

（张少君）

作者简介

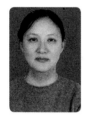

同济大学附属精神卫生中心（上海市浦东新区精神卫生中心）主管护师，沙盘治疗师。

长期致力于门诊心理护理，擅长精神科各类疾病的家庭护理教育、门诊健康指导。

张少君

睡不着的莉莉

今天阳光正好，微风不燥，但莉莉却无精打采地走进了诊室。

莉莉是一名初三学生，眼看中考越来越近，同学们都铆足了劲儿准备迎接考试。但是莉莉最近却无精打采，上课没精神，听着听着思绪就云游四方了，而且她的记忆力也变差了，背书记不住，老师讲的知识点也记不住。在医生的询问下，莉莉回忆道一个月前流感后去上学就感觉没精神，白天效率低，晚上写作业速度慢，经常很晚才能将作业写完，有时甚至到凌晨才能完成。自此之后即便晚上没有很多作业，莉莉就算 11 点躺在床上也会辗转反侧，直到凌晨 1 点多才能入睡。加上白天又要早起，整日疲惫不堪，最近的月考成绩也下降了 10 多名。莉莉和她妈妈都很是担心。

医生经过综合评估，考虑莉莉是"睡眠障碍"。

一、为什么莉莉会患有失眠障碍呢?

人的一生中有 1/3 的时间是在睡眠中度过的。睡眠本身是一个精细且复杂的过程，研究者根据人体在睡眠时期的脑电波和身体各种功能指标（呼吸、心率、血压等）的变化，把一个睡眠周期划分为不同的 5 个阶段，包括入睡期、浅睡期、熟睡期、深睡期和快速眼动期。个体在 90~100 分钟完成一个睡眠周期，一个晚上大约经历

5~6 个睡眠周期。研究表明，目前全球有近 1/10 的人正在遭受失眠的困扰。青少年睡眠问题的现状也同样不容乐观。一项针对全球 11~18 岁青少年睡眠模式的荟萃分析发现，青少年睡眠时间不足、入睡困难、睡眠质量等问题十分突出。一系列调查显示，青少年失眠症（符合睡眠障碍中失眠症的诊断标准）发病率为 8.3%~10.7%，而失眠症状（有失眠相关症状，但不一定完全符合失眠症的诊断标准）的发生率为 19.3%~38.2%。

　　睡眠不仅受内在生物性因素决定，还受众多社会文化、家庭和环境等因素影响。关于失眠的发病机制并不清晰，有研究发现遗传变异、早期生活压力、重大生活事件影响，以及大脑结构和功能的问题均对睡眠存在显著的影响，涉及失眠的病理学机制可能存在于调节和唤醒情绪的大脑回路中，且认为蓝斑对相关回路有着更高的敏感性。所以繁忙的学习生活、升学的压力等都会成为莉莉失眠的导火索。

二、什么是失眠呢？

　　失眠的临床表现主要包括失眠症状和觉醒期症状。

　　1. 失眠症状

　　（1）入睡困难：对于儿童青少年 ≥ 20 分钟有临床意义，对于中老年人 ≥ 30 分钟。

　　（2）睡眠维持困难：包括睡眠不实（觉醒过多过久）、睡眠表浅（缺少深睡）、夜间醒后难以再次入睡、早醒、睡眠不足等。

　　2. 觉醒期症状

　　失眠往往引起非特异性觉醒期症状，即次日日间功能损害，常表现为疲劳或全身不适感，日间思睡，焦虑不安，注意力不集中或记忆障碍，社交、家务、职业或学习能力损害。

对失眠的恐惧和对失眠所致后果的过分担心常常引起焦虑不安，使失眠者常常陷入一种恶性循环，失眠—担心—焦虑—失眠，久治不愈。

3.临床类型

慢性失眠障碍：指失眠和日间功能损害每周至少出现 3 次，至少持续 3 个月。

短期失眠障碍：指失眠和日间功能损害少于 3 个月，并且没有症状出现频率的要求。

美国睡眠医学研究会制定失眠的参考标准：入睡时间 ≥ 30 分钟（入睡困难），睡眠总时间 <390 分钟（睡眠时间不足），觉醒总次数 ≥ 2 次或总觉醒时间 ≥ 40 分钟（睡眠不实）；非快速眼动睡眠（NREM）浅睡眠占睡眠总时间百分比 ≥ 60%，或 NREM 深睡眠占比 <10%，或快速眼动睡眠（REM）<20% 表明存在睡眠质量问题。

以莉莉为例，她存在入睡困难、睡眠总时间不足的失眠症状，而且在觉醒期表现出疲劳、日间思睡、注意力不集中和记忆障碍，导致学习功能受到损害。

三、莉莉睡多长时间才合适呢？

美国国家睡眠协会定期更新对各年龄段最佳睡眠时长的推荐，随着年龄的增长，最佳睡眠时长逐渐变短。其中建议的每日睡眠时间如下：新生儿 14~17 小时，婴儿 12~15 小时，幼儿 11~14 小时，学龄前儿童 10~13 小时，学龄儿童 9~11 小时，青少年 8~10 小时，年轻人和成年人 7~9 小时，老年人 7~8 小时。即便如此，由于每个人的睡眠需求不同，不同个体的最佳睡眠时长因人而异，不能一概而论。醒来时的清醒水平或困倦程度、白天的困倦程度或精神状态、小憩或午休时长等能够反映睡眠是否达到了休息目的的指标也常常被用于衡量睡眠质量的好坏。所以不考虑特殊情况的话，莉莉每晚需要 8~10 小时的睡眠。

四、失眠对个体会产生哪些影响？

因工作加班、复习考试而短期熬夜等原因导致的偶发性失眠对个体本身并无实质性的伤害。而研究发现青少年就寝时间晚、睡眠时间不足和中断、失眠以及白天嗜睡的现象越来越普遍，已引起了一系列生理和心理的负面影响。也有研究表明，长期的严重失眠不仅对人们的身体机能造成伤害，如疲劳、记忆力下降等，也会对个体的精神、心理产生影响，失眠还会影响个体的认知功能，甚至会出现其他泛化影响。马艾华等对 9 069 名青少年进行心理健康相关行为调查发现失眠青少年伴有更多的孤独感、学习压力、担心和情绪低落。

五、莉莉的失眠该如何治疗呢？

1. 非药物治疗

（1）目前公认的失眠一线治疗方法是失眠认知行为疗法

（CBT-I）：CBT-I 和药物干预都被认为具有相似的急性作用，但只有 CBT-I 在停止治疗后显示出持久的长期作用。CBT-I 的步骤包括睡眠刺激控制疗法、睡眠限制疗法、睡眠卫生教育、放松训练、认知疗法、矛盾意向疗法等。

（2）补充／替代性治疗：包括锻炼、身心干预、操作及躯体治疗、物理治疗、光照治疗。中医领域推崇的非药物疗法如八段锦疗法、针灸、穴位法以及熏香等对部分失眠人群也有显著的改善疗效。

2.药物治疗

（1）药物治疗的原则：在病因治疗、认知行为治疗的基础上酌情给予药物治疗；个体化；按需、间断、适量给药；疗程一般不超过4周，超过4周应每月评估；动态评估，合理撤药，特殊人群不宜给药等。

（2）治疗药物选择的考量因素：失眠的表现形式，是否存在共病；药物半衰期及其不良反应；既往治疗效果；患者的倾向性意见；可获得性；禁忌症；联合用药之间的相互作用等。

（3）常用的治疗药物包括：苯二氮䓬类、非苯二氮䓬类、褪黑素受体激动剂、镇静类抗抑郁药物、镇静类抗精神病药物等，具体用药的选择还需要医生根据患者的失眠情况及身体情况综合考量。国内除了使用西药治疗失眠，也会使用中药来改善失眠。

最后，偶尔的失眠对个体无明显损害，不需要过度担心。但是如果长时间失眠，或者长时间因睡眠不足导致日间功能损害，建议及时来专科医院就诊。

　　祝各位小朋友、大朋友们好好睡觉，好好学习，好好工作！不管天气怎样，给自己的世界一片晴朗。

（师典红）

作者简介

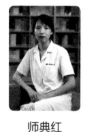

师典红

精神科副主任医师

上海交通大学硕士研究生

中级心理治疗师

上海市浦东新区卫计委优秀青年医学人才培养对象

济宁医学院兼职副教授

上海市医学会精神医学专委会青年委员

上海市浦东新区医学会精神医学专委会委员

擅长亲子沟通、儿童青少年情绪障碍、注意缺陷多动障碍、对立违抗障碍等的诊疗。曾主持局级课题1项，发表SCI及核心期刊论文数篇。

篇二

失眠症的中医疗法

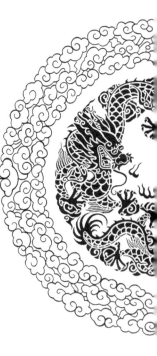

失眠症疗愈三部曲

失眠症是以频繁而持久的入睡困难和（或）睡眠维持困难并导致睡眠满意度不足为特征的睡眠障碍，常影响日间社会功能。其定义包括 3 个部分：症状（入睡困难、睡眠维持困难）、满意度不足和日间社会功能受损。

一、失眠的临床表现

1. 入睡困难

在适当的睡眠机会和睡眠条件下，不能较快入睡，一般儿童和青少年入睡时间超过 20 分钟有临床意义，对于中老年人入睡时间大于 30 分钟有临床意义。

2. 睡眠维持困难

包括睡眠不实（觉醒过多过久）、睡眠表浅（缺少深睡眠）、夜间醒后难以再次入睡、早醒等，早醒通常指比预期的起床时间至少提前 30 分钟并引起总睡眠时间减少，早醒的判断需要考虑平时的就寝时间。

3. 日间活动受损

常表现为疲劳或全身不适感，日间思睡，焦虑不安，注意力不集中，社交、家务、工作或学习能力受损。

二、失眠的中西医病理机制

最近几年随着脑科学的发展，尽管我们对失眠症的自然病程、病因及病理生理学机制等认识已有很大进展，但是还没有被广泛接受的关于失眠发病机制的假说。目前关于失眠症的发病机制假说主要有过度觉醒假说和 3P 假说。

1. 过度觉醒假说

过度觉醒假说认为失眠是一种过度觉醒的障碍。这种过度觉醒不仅体现在失眠上，横跨 24 小时的个体高度觉醒状态，比如 24 小时代谢增加、自主神经功能活动增加等，可以理解为一种过度的兴奋状态。

2. 3P 假说

3P 假说可以理解为"三因"假说，指的是易感因素、促发因素和维持因素。其中易感因素主要指年龄、性别、性格等因素使个体对失眠易感。促发因素包括生活事件和应激等因素，可引起失眠症状的急性发生。维持因素主要是指对睡眠产生错误的行为和认知，导致失眠症持续存在，比如过早上床等待睡着、早晨赖床不起、错误的补觉、过分夸大睡眠重要性等。目前 3P 假说对于临床治疗失眠具有一定的指导意义，我们后面会提到。

中医认为失眠的发病机制是阴阳失衡，阳不入阴导致的不寐。常见的类型不外乎虚证实证。虚证主要指心脾两虚、心虚胆怯和阴虚火旺，其中心脾两虚主要表现入睡困难，多梦易醒，心悸健忘，头晕目眩，神疲乏力，肢体倦怠，饮食无味，是心虚和脾虚症状的表现。心虚胆怯主要表现不易入睡，易于惊醒，胆怯心悸，遇事善惊，是心虚和胆怯的症状。阴虚火旺以更年期妇女比较多见，主要表现为心烦不寐，耳鸣，健忘，腰膝酸软，五心烦热等症状。实证则主要是肝郁化火和痰热内扰，其中肝郁化火主要表现为不寐，情绪暴躁易怒，目赤口苦，小便黄赤等肝气郁滞化火的症状。痰热内扰主要表现为不寐头重，痰多胸闷，舌苔黄厚腻等症状。针对这些证型目前都有比较有效的方剂可用于治疗，效果明显。

三、失眠的中医疗愈三部曲

1. 第一步：找出原因，自我调整

前面讲过失眠症的 3P 假说，也就是"三因"假说，主要包括易感因素、诱发因素和维持因素。疗愈第一步主要针对诱发因素和维持因素，其中诱发因素主要是指生活中的事件，其实最核心的因素不是事件本身，而是事件引起的"情绪"。当然有些情绪也是客观必然的，比如投资失败的沮丧，亲人离世的伤心；有些情绪是因人而异的，比如人际关系冲突产生的生气、愤怒、怨恨等。但是这些事件引起的情绪，还是可以通过自我调整而改变情绪以及情绪对身体的影响。人的心理活动大概有 5 个层面：思维、情绪、身体、潜意识和真我。今天我们主要讲思维和情绪，因为很多失眠主要是由于事件发生后通过思维加工有了判断，然后产生情绪导致的。思维是人类最外层的心理活动，也就是我们的想法、念头，它们不一定是正确的，很多都不是我们的本意。比如，领导布置工作之外的任务，你的思维告诉你，一定要做的，因为从你从小到大经历过的人、事、物都在告诉你领导的话必须听。所以我们一直在被经历过的人、事、物影响着思维。情绪是人类内心的感受，也是相对比较真实接近内心的，但是也是受思维影响的。我们还举例领导布置工作之外的任务，你的思维告诉你一定要做的，但是你的情绪可能是很不情愿的、委屈的，但是这个时候你的思维会压抑住你的情绪，不让它表现出来，表面上看你似乎还是很乐意去完成领导布置的工作之外的任务。所以，我们要分清思维与情绪，这样就可以更好地处理情绪和接受情绪，从而减少诱发因素产生不良情绪造成失眠。另外，要学会接纳和接受，临床上经常碰到 50 多岁的女性，在结束了忙碌的职业生涯，夫妻双双把家还，准备安享快乐晚年生活时，发现对自己的伴侣产生各种不满和矛盾，最后导致抑郁、失眠的发生。其实对方本身并没有什么变化，只是相处的时间变长了，发现了以前没有发现的所谓的缺点，这个时候要学会包容接受对方。此外，我们对待一些事情，也要学会接受和接纳，比如门诊也碰到一些人，因为竞聘失败，比自己差的人超过了自己，无论如何无法接受，深陷其中，从而出现失眠、焦虑、抑郁等情绪，导致失眠。针对诸如上述这些诱发因素、要及时发现问题，及时自我调整。

　　失眠的维持因素主要是指不良的应对策略，从而导致长期失眠状态的存在。比如作息不规律、过早上床、赖床、无效的补觉或者午睡时间过长、在床上做与睡眠无关的事、睡前使用电子产品过久（蓝光影响褪黑素的分泌）、过分担心失眠（失眠—紧张—失眠恶性循环）等，及时发现这些问题，调整作息，建立良好的睡眠习惯和认知，也是非常重要的，其实这部分内容就是目前非常推崇的失眠行为认知疗法中很重要的部分。

2.第二步：及时进行中西医结合多种方法联合治疗

当失眠患者发现自身问题进行了自我调整之后仍没有效果，或者失眠症状持续加重的情况下，一定要及时进行临床治疗。目前的治疗手段有很多：中医有中药汤剂、中成药、耳穴压丸、针灸推拿、足浴药枕等；西药治疗有安眠类药物，主要是苯二氮䓬类和非苯二氮䓬类药物，其中苯二氮䓬类药物也就是我们常说的安定类药物，还有抗抑郁和焦虑药物等另外，还有心理治疗，包括失眠症的行为认知疗法、正念疗法、放松训练等；物理疗法，包括生物反馈疗法、仿生脑电治疗仪、重复经颅磁刺激等。

很多失眠患者对于失眠治疗最大的疑问是关于西药的使用，很多人担心有不良反应、有成瘾性，甚至发生3~5天整夜失眠也硬撑着不吃药。其实这种方法是不可取的，一般3~5天不睡觉，很多人的身心都会承受不住的。事实上，该用药的时候，一定要及时用药，只要选择药物合适和服用方法得当，西药的成瘾性是可防可控的，比如针对初次、急性发作的失眠症患者可以优先选择非苯二氮䓬类药物，这类药物起效快，疗效肯定，不良反应少，作用时间短，不易导致肌肉松弛，不影响第二天的认知和反应，成瘾性低。代表药物：酒石酸唑吡坦片，扎拉普隆片，佐匹克隆片，右佐匹克隆片。为了避免成瘾性用药可以选择短期用药，一般不要超过4周。遵循小量服药、间断服药、按需服药等方式。

关于中医治疗，大家接受程度还是比较高的，尤其中药汤药、耳穴压丸和推拿手法，效果也是比较确切的。但是大家普遍认为中医效果慢，其实不一定的，只要辨证准确效果也是很不错的。这里可以推荐一些常用的中医方法，比如耳穴疗法。 常用的基础组合为神门、心、脾、皮质下、枕（颈椎）、神衰点，每次耳穴 3~5 天更换一次。每天每穴位按压 20 次，每次 20 下，以微微胀痛为主。比如穴位点压，可以经常点按耳后的安眠穴等。

3.第三步：自我学习成长，根治失眠

目前针对失眠的治疗，失眠患者和临床医生基本把目光都集中在了第二步中西医结合的门诊治疗上，其实第一步和第三步都是非常重要的，尤其第三步，这个是需要通过系统性的学习和修行提高一个人整体的认知和气质特点，从而从根本上防治失眠。比如我们在门诊治疗结束后会根据不同患者的脾气性格特点，比如争强好胜、追求完美、斤斤计较、做事风风火火、脾气急躁等，让患者回家可以学习儒家、道家思想漫画，背诵抄写心经、坚持练习放松功、学习坐禅等，很多人坚持 2~3 周以后，就会发现好像心可以慢慢静下来了，好像外界的很多事情对自己的刺激和影响的力度变小了。这个也是有科学依据的，有研究发现人的气质特点（脾气、性格）虽然具有相对的稳定性，但是也具有可塑性，而文化具有塑造改变气质特点的功能。

在这里解释一下文化不仅仅是指知识，是指生活在一定地域的人们的衣食住行、社会制度、思想信念及生活与行为方式的总称。有句古语叫"一方水土养一方人"，就是指文化可以塑造人的气质特点。比如，我们让失眠患者坚持练习八段锦，调理脏腑气血，也会发现失眠程度越来越轻。有大量文献研究发现，八段锦练习对于防治失眠有效果，这个可能是针对年龄因素起效的，八段锦练习可以提高身体机能，提高身体内部的睡眠稳态。在我们的人体体质、性格特点发生根本性改变后，即使遇到一些引发情绪波动的事情也不容易发生失眠了，也就可以从根本上治疗失眠症。

四、结语

失眠症的治疗不能仅仅依赖医生的治疗，更需要患者不断调整改变，并融合于日常生活方式之中，最终通过自己的成长和改变，彻底摆脱失眠，找回属于自己的睡眠。

（高利民）

作者简介

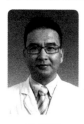

高利民

中医学硕士，同济大学博士在读

主治医师、中级心理治疗师

同济大学附属精神卫生中心（上海市浦东新区精神卫生中心）中医科负责人。

毕业于上海中医药大学，先后师从上海市名中医杨炳初教授、戴德英教授，上海市基层名中医、浦东新区名中医张明主任。

2018年攻读同济大学精神病学与精神卫生专业，主要学习家庭治疗及从事文化精神病学方面研究。

2017年在北京跟随汪卫东教授学习中医心理学失眠TIP治疗技术。

2022年学习心理针灸术和移空技术等中医心理干预技术。

现任上海市中医药学会亚健康分会委员，上海市中医药学会第二届神志病分会委员，上海市中西医结合学会精神疾病专业委员会青年委员，上海中医药学会第十一届脑病分会委员。

主持区级课题 2 项、项目 4 项、院级课题 1 项，市级人才
培养项目 1 项、区级人才培养项目 1 项。以第一作者或者
通讯作者发表论文 10 篇，核心期刊 8 篇。参编《上海浦东
新区名中医集》，主编《张明主任中医临床经验集要》。

擅长失眠症、焦虑、抑郁等中医情志疾病的中西医结合治
疗，临床将中药、耳穴压丸、推拿、西药、心理治疗等进
行有机结合，临床效果明显，不良反应少。首创提出"儿
童青少年心力提升门诊"，从中医调理（身体）、自我成长
（内心）、建立支持体系（家庭、社会）和作业疗法相结合
的方式，通过从 4 个维度提高儿童青少年心力，从而治疗
青少年抑郁、厌学、焦虑等情绪障碍问题。

开工失眠？节后综合征的中医调适

长假弹指即过，很多人还没回过神儿，假期就已经结束了，上一秒还在家里自由自在的躺平，下一秒又要在车水马龙的城市里当一名兢兢业业的"打工人"。巨大的落差感让人倍觉失落，面对未知的明天，是否会有更加艰巨的任务、更难搞的工作，面对这些无形的压力，部分职场人士出现了"开工失眠"，导致白天精神欠佳、工作效率低等各种症状，形成恶性循环。如何轻松调节状态，让自己远离"开工失眠"，积极面对全新任务，从专业中医医师视角，让我们一起来学习如何调适。

一、收收心，需自律

不管是因为假期过于放松而产生愉悦感，还是假期被催婚生子产生焦虑感，情绪的大幅波动都会反映在睡眠质量上。长假期间自律非常重要，假期里面熬夜不可取。睡前应把手机放到远离自己的地方，不宜让大脑过度兴奋，可以听点古典音乐放松心情，如《梅花三弄》《广陵散》等。其次，午睡不能随心所欲，控制在半小时内为宜，合理的午睡时间可以延长夜间睡眠。也可以适当喝些养生茶安神，如酸枣仁茶、莲子茶、柏子仁茶、百合茶、清心安神茶、百麦安神茶等，亦有助于睡眠。

二、按按摩，放轻松

因为开工压力睡不着的职场人士想要提高睡眠质量，除了更换舒适睡衣、贴合的寝具、调整睡眠环境温度等，还可以通过按摩安眠穴、内关穴、合谷穴等多个穴位，每天 2 次，每个穴位 3~5 分钟，可以宁心静神，帮助入睡。

三、管住嘴，迈开腿

长假过后，长久不运动再加上大鱼大肉，每日能量消耗不足，就会出现"每逢佳节胖三斤"的现象。中医有种说法叫"胃不和则卧不安"，过食肥甘厚味会使心火较旺，自然也就不得安眠。这就需要大家控制食欲、清淡饮食，最好吃七成饱，再通过适量、有规律的锻炼甩掉肥肉、增加体能，减轻身体负担，失眠自然而然就解决了。目前，八段锦等功法锻炼已经逐渐被熟知，越来越多的年轻人也爱上了这种传统的功法。注意每次锻炼的时间不宜过长，强度达到微微出汗的程度即可。

（高利民）

人们为什么会做噩梦？

　　人的一生有 1/3 时间是在睡眠中度过的，睡得好是健康的标志，睡不好可能是疾病的征象。随着生活节奏加快及生活方式改变，睡眠疾病的发病率明显升高，严重危害生命健康，降低生活质量。我们或多或少都有这样的经历，半夜因被梦中的骇人场景惊吓到而突然惊醒，或猛地坐起，或神情呆滞。噩梦是降低我们睡眠质量的罪魁祸首之一。近年来科学家们通过追踪噩梦期间大脑神经活动，找到了做噩梦的真相。

一、快速眼动睡眠期

　　在睡眠过程中的一段时间里，我们会心率加快、肌肉松弛、血压升高，同时大脑电波频率加快，还会伴随着眼球快速摆动，这个状态被称为快速眼动睡眠期（REM），又叫做异相睡眠，也有人把它叫做积极睡眠。把 REM 以外的其他睡眠称为慢波睡眠，又叫安静睡眠。当一个人进入 REM 之后，如果把他唤醒，他会报告说正在做梦，而在慢波睡眠期间如果把他唤醒，做梦的机会较少，因此科学家认为快速眼动睡眠和做梦是有一定联系的。

二、噩梦的来源

有一篇在 *Neuroscience*《神经科学》杂志上发表的文章报道，实验中研究人员会在志愿者熟睡至 REM 时突然叫醒他们，对大脑神经活动进行分析，追踪了睡眠中的人的大脑中负责产生愤怒情绪的部位。发现大脑右侧额叶皮层的神经活动大大加强，这使得睡梦中的人非常容易产生愤怒的情绪，最终做起了噩梦。这表明我们之所以会做噩梦，正是因为右侧额叶皮层的神经活动增加造成的。这种神经元活动的不对称性是我们了解噩梦形成原因的关键。

虽然梦境千奇百怪，但美国临床心理学博士帕特里夏的研究却表明，尽管全球有 60 多亿人，却逃不出 12 种梦。其中人们最常梦到的是被追赶，随后依次是迷路、高处坠落、当众出丑和受伤等。而在某种程度上，噩梦也是人们担心的恐怖场景在大脑中的"预演"。

（高利民）

拯救失眠"黑科技"——神奇的中医心理针灸术

你是不是越想睡，越难入睡？你会不会半夜容易醒，醒了就再也睡不着？你是不是醒得很早，感到神疲乏力却无可奈何？你是不是想方设法提高睡眠质量，但却无计可施？

如果你正长期受这些问题困扰，那么你就要注意自身是否有睡眠问题了。失眠往往表现为睡眠质量、周期、时长达不到个体期望标准，因此导致日间痛苦和功能损害无法睡个好觉，不仅会让我们记忆力减退、工作中频频失误，还会导致脱发、焦虑、皱纹增加、肥胖，甚至导致抑郁。

一、中医心理针灸术

目前治疗失眠的方法有很多，如吃药、运动、药膳等，你尝试过哪几种呢？你有没有用过中医药治疗失眠？今天我们就来谈谈彻底破除失眠魔咒的中医"黑科技"——中医心理针灸术。

中医心理针灸术是一种无需扎针的与穴位相关的心理治疗方法，在中医"鬼门十三针"的基础上，从十四条经络361个穴位中甄选出81个"心理穴位"，按照中医的整体辨证思维，综合心理针灸免疫学、神经可塑性、眼动心身重建法（EMDR）等理论，创新改良传统针灸技术，使用特殊指法（指针）刺激经络穴位可快速、无痛解决失眠、焦虑、抑郁、恐惧等问题。

运用指针刺激穴位，早在《黄帝内经》中即有叙述。现代筋膜学研究表明，在实施指针过程中，刺激穴位产生牵拉或生物性态改变，牵动筋膜内丰富的神经末梢和各种感受器发放神经电信号，促进筋膜内毛细血管、淋巴管内血液、淋巴液的循环并释放、增强化学信号，激活并增强筋膜系统的自体监控功能，使筋膜中储备的干细胞向功能细胞分化发挥修复作用，使疗效及时显现。

二、经典治疗案例

1.案例一

王某，女，52岁，因"反复失眠32年余，加重6年"就诊。患者20岁时出现失眠，主要表现为早醒，醒后无法再睡，当时曾予治疗，睡眠情况略有改善，近来失眠症状较先前加重。施以中医心理针灸术治疗，在导引术下患者很快进入放松状态。第一轮患者自我评分10分（分数越高失眠情况越重，最高10分），予指针刺激"十三鬼穴"等，结合心理治疗方法，再次评分无好转，遂予反向治疗。二轮治疗后患者自我评分降至2分。此时患者诉其疲惫不堪，想睡觉，同时主动说出发生在她身上的诸多不幸，即"失眠的心锚"。隔一日患者来电，告知医生"这两日晚上都是一夜无梦，从来没有睡得这么好过"，后继续巩固治疗1次。现随访3个月，睡眠恢复正常。

2.案例二

孟某，女，11岁，因"失眠伴情绪低落1个月余"就诊。患者诉医生曾予马来酸伏沙明片口服，症状无改善，每日入睡需 2~3 小时，夜里时常哭泣。患者起初对医生欠缺信任，配合欠佳。经医生开导后，患者表示接受配合治疗。第一轮自我评分 6 分，予指针刺激"十三鬼穴"等，结合心理治疗方法，治疗结束时自我评分也从当初的 6 分降到了 2 分，为巩固疗效，医生告知第二天继续，患者配合积极。隔天开展第二轮治疗前，患者主动告知"昨天躺下去就睡着了，很久没睡得这么满足"，自我评分降至 0 分，并向医生提起校园的一些不快遭遇，主动抛出"失眠的心锚"。后经数次治疗后睡眠改善，彻底摆脱失眠问题。

（秦 瑀）

作者简介

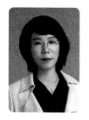

秦 瑀

中医科主治医师

国家二级心理咨询师、中级心理治疗师

上海市浦东新区优秀青年医学人才

上海市基层名老中医专家传承工作室继承人

上海市中西医结合学会精神疾病专委会青年委员

上海市中西医结合学会健康管理专委会青年委员

上海市食疗研究会膏方分会委员

中国中医药信息协会睡眠分会理事

参与多项科研项目，以第一负责人主持并完成区科委项目 1 项；擅长运用中医心理技术、功法结合中医药治疗失眠、焦虑、抑郁、恐惧、躯体化障碍等疾病，运用中药治疗抗精神病药物所致流涎、闭经、震颤、静坐不能等药物不良反应。

总是睡不着怎么办？中医教你快速入眠

据调查显示，全国大概有 3 亿人有睡眠障碍，成年人睡眠障碍发生率高达 38.2%，此外，六成以上 90 后年轻人觉得睡眠时间不足。对于睡觉这件事儿，古人可比我们更在行。让我们跟着古人学如何睡眠吧！

一、睡眠时间

在没有手机、电视的时代，古人习惯"日出而作，日落而息"，睡眠时间相对比较有规律。睡眠时间，最佳的选择是子午觉，即每天的子时（23：00—01：00）和午时（11：00—13：00）两次入睡。因为子时和午时都是阴阳变化最极端的时候，子时阴盛阳衰，午时阳盛阴衰，同时又是阴阳交替的时候，子时之后阳气生发，午时阴气壮大。此时人体气血阴阳尚未平衡，可以避免气血受损。睡眠需与天地相适应，古人将睡眠时间规律亦同四季相结合：春夏宜早起，秋冬任宴眠，宴忌日出后，早忌鸡鸣前。

二、睡眠姿势

清代李庆远在《长生不老诀》中就提出"卧当如犬"，即睡觉时应当像狗狗一样侧着身，像婴儿在母亲肚子里一样，弯背、屈膝、拱手，让身体处于极度放松的状态，使"百脉调匀，气血周行"，从而达到精气内守，安然入睡。侧卧向右睡被称为"吉祥睡"，是古人推崇的睡觉姿势。

三、快速睡眠方法

1. 朝向

孙思邈认为"凡人卧，春夏向东，秋冬向西"。

2. 冥想

闭眼深呼吸，把注意力放在每一次吸气和呼气上，初次可保持3~5分钟，循序渐进。

3. 泡脚

睡前半小时使用中药泡脚，约20分钟，以微微出汗为宜。泡完后擦干，手指按摩穴位（然谷、涌泉、太溪）约5分钟，对于改善睡眠大有裨益。

4. 安眠枕

使用安神枕帮助入睡，其内芯包含了合欢花、灵磁石、夜交藤、檀香、冰片等多种珍贵中草药，宁心安神，解郁除烦。

5. 助眠操

将气功导引、中医经络穴位按摩、心理疗法有机结合而编的助眠操，可以每天坚持锻炼1~2次，尤其睡前可以练习，可以帮助入睡。

6. 甜梦茶

根据常见睡眠病因，每天早晚各1袋，可以帮助快速入睡。

如果你仍饱受失眠的苦恼，各种方法仍不奏效，又不想长期服用西药造成依赖性，可以到专业的医疗机构，通过中医安神汤剂、穴位敷贴、耳穴压丸、针灸治疗、中医睡眠导引、安眠枕、助眠操、心理干预等多种治疗手段，帮你解决失眠难题。

（秦　瑀）

失眠的八大误区，你了解吗？

失眠证是以频繁而持久的入睡困难和（或）睡眠维持困难并导致睡眠满意度不足为特征的睡眠障碍，常常影响日间社会功能。近年来我国失眠证的发病率呈明显上升趋势，流行病学研究显示，我国约 45.4% 的被调查者在过去一个月中曾有不同程度的失眠。而健康的睡眠具有消除疲劳、提高免疫、促进生长发育等作用。睡眠是生命中一种重要的生理过程，它对人的精力、体力恢复都有着非常重要的作用。

很多人认为"睡不着觉就是失眠"，这样想可就走进了失眠误区的死胡同。下面让我们来看看失眠的八大误区，认真辨别自己到底有没有正确地认识失眠。

一、睡不着觉就是得了失眠症

误区纠正：首先我们需要分清楚三个概念，然后才能对号入座，不要给自己乱扣"失眠症"的帽子。

失眠不是只有在生病时才会出现失眠，人们在重要节点（如考试前夕）也会有不同程度的失眠，这种情况下就是一种正常的心理反应。

失眠症是失眠的疾病状态，当失眠的严重程度或持续时间过长与客观环境不相符，并且损害躯体、心理、社会功能时，则为失眠症。

失眠亚临床状态是指当失眠症状和严重程度已经符合失眠的诊断标准，仅病程（时间）相符不符合病程诊断标准。

二、已经持续睡不着觉 1 个多月了，就是得了慢性失眠

误区纠正：失眠症的诊断需要明确病程与频率。

失眠症可以分为慢性失眠和短期失眠，其中慢性失眠指失眠症状和日间功能受损每周至少出现 3 次，至少持续 3 个月；短期失眠是指失眠症状和日间功能受损少于 3 个月并且没有症状出现的频率要求。

三、都躺下 10 分钟了还睡不着，这肯定是失眠

误区纠正：失眠症的诊断需要明确入睡困难的时长。

在适当的睡眠机会和睡眠条件下，一般儿童和青少年入睡时间超过 20 分钟或中老年人入睡时间大于 30 分钟才符合诊断为失眠症的条件。

四、经常在闹钟响之前早醒一定是失眠

误区纠正：失眠症的诊断需要明确早醒的时长。

早醒通常指比预期的起床时间至少提前 30 分钟并引起总睡眠时间减少，早醒的判断需要考虑平时的就寝时间。

五、每天必须睡够 8 小时，不然就是失眠

误区纠正：因年龄不同，需要的睡眠时间也大不相同。

各年龄阶段最佳睡眠时长

年龄	最佳睡眠时间（小时）	其他
60 岁以上	5.5~7	午休不超过 1 小时
30~60 岁	男性 6.29，女性 7.5	保证 22：00 至次日 5：00 的睡眠质量
13~29 岁	8 左右	最晚 24：00 上床，次日 6：00 起床
4~12 岁	10~12	不超过 12 小时
1~3 岁	夜间 12，白天 2~3	睡前 1 小时洗温水澡
1 岁以下	16	夜间不频繁喂奶、换尿布

六、老做梦就是睡眠质量差

误区纠正：只要不影响人体正常活动，多梦并不能说明我们的睡眠质量不好，不需要去额外关注。

做梦是健康人体的生理需要，大多数研究证明，梦是精神情感的产物，是有意义的。此外，若人们在非快速眼动期醒来，大多不记得梦境，由此可见多梦与睡眠质量没有必然的联系。

七、失眠只要服用安眠药就能快速入睡

误区纠正：安眠药并不是即刻起效的。

安眠药的选择因人而异，起效时间也大不相同，长期口服具有依赖性，还可能产生不良反应，一定要在医生指导下服用。

八、晚上睡得少，早上补补觉就补回来了

误区纠正：早上多睡一会不能起到补觉的作用。

早上补觉非但补不上，还会导致习惯性赖床，出现晚上入睡困难，甚至躺在床上就变清醒的不良条件反射。

（李　悦）

作者简介

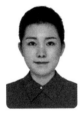

上海中医药大学中医内科学硕士研究生

同济大学附属精神卫生中心（上海市浦东新区精神卫生中心）中医科主治医师

主持参与国家自然科学基金项目、上海市浦东新区中医药科技创新项目、浦东新区科学技术委员会项目5项；以第一作者发表核心期刊2篇和国家级会议论文1篇，参与SCI

李　悦

1篇；擅长小鼠造模、耐药株培养、PCR、WB等多项体内、体外实验技术，申请专利2项；擅长中医神志病（失眠、抑郁、焦虑等）及痰饮病（肥胖、高血脂、高血糖等代谢障碍疾病）的诊疗，通过传统中医针药结合的方式制订个性化治疗方案。

不寐的应对良方

现代生活节奏和压力的增加，导致人们失眠的困扰越来越普遍。失眠是最常见的睡眠障碍类型，主要表现为睡眠时间、深度的不足，以至于起床后并不能消除疲劳、恢复体力与精力，常伴有头痛头昏、心悸健忘、神疲乏力、心神不宁、多梦等表现。

一、不寐的概念

失眠在中医叫作"不寐"，病名出自《难经·四十六难》。《黄帝内经》中又称其为"目不瞑""不得卧"。《素问·逆调论》里说："阳明者，胃脉也，胃者，六腑之海，其气亦下行。阳明逆，不得从其道，故不得卧也。下经曰"胃不和则卧不安"。

我们这里讲的不寐单纯以失眠为主症，表现为经常、持续、严重的睡眠困难。轻者入睡困难，或寐而不酣，时寐时醒，或醒后不能再寐；重者彻夜不眠。如果是短时间受心情影响，或因环境改变引起的暂时性失眠则不属于病态。还应注意鉴别是否有其他器质性病变引起的睡眠困难。

二、不寐的病因

1.情志过极

导致失眠的原因很多，最常见的是情志因素，情志（怒、喜、思、悲、恐）过极均可导致脏腑功能失调，而发生不寐。譬如肝郁化火，肝火扰心，心神不安而不寐。或因暴受惊恐，心虚胆怯，导致夜不能寐。或因思虑过度，伤及心脾，心血暗耗，血不舍神，导致虚烦不寐。

2.劳逸失调

劳倦太过则伤脾，过逸少动则脾虚气弱，运化不健，气血生化无源，不能上奉于心，致心神失养而失眠。

3.病后体虚

久病血虚，或年迈血少，心血不足，心失所养，心神不安而不寐。如《景岳全书·不寐》所言：“无邪而不寐者，必营气之不足也，营主血，血虚则无以养心，心虚则神不守舍。”

4.胃不和

暴饮暴食、酒精、咖啡、浓茶带来的宿食停滞，或刺激脾胃受损，酿生痰热，胃气失和，可导致失眠。它一般属临时性睡不好居多，严格来说，并不完全符合不寐概念中的“经常、持续的睡眠困难”。

三、不寐的病机

《类证治裁·不寐》言：“阳气自动而之静，则寐……不寐者，病在阳不交阴也。"总体来讲，不寐的病机为阳不能入阴。阳主动，主兴奋，阳不入阴，不得阴涵，自然就兴奋难以入睡，或寐而不酣。在阳不入阴的总病机下，再分肝郁化火、心肝火旺、痰火扰心、心虚胆怯、心脾两虚、心肾不交等分病机。

四、不寐的常见证

1.肝郁化火证

主要表现：常胁肋、乳房胀闷疼痛，心情抑郁，闷闷不乐，遇事易紧张，喜叹气，心事重，难放下，焦虑。常因心事或焦虑而难入寐，烦躁易怒，不寐多梦，口干而苦。舌边略红，苔微黄，脉弦略数。

症状分析：肝经气机郁滞，则常见胁肋、乳房胀闷疼痛。心情抑郁，闷闷不乐，遇事易紧张，喜叹气，心事重，难放下，常因心事而难入寐，是情志郁的表现。常因焦虑而难入寐，烦躁易怒，不寐多梦，口干而苦，舌边略红，苔微黄，脉弦略数，则是肝郁而化火的表现。

治法：清肝解郁。代表方：加味逍遥丸。

组成：柴胡、薄荷、当归、白芍、茯苓、白术、甘草、牡丹皮、栀子、生姜。

2.心肝火旺证

主要表现：不寐多梦，或恶梦、梦魇、梦呓、梦游，甚则彻夜不眠，急躁易怒，伴头晕头胀，目赤耳鸣，口干而苦，便秘溲赤。舌红苔黄，脉弦而数。

症状分析：肝火炽盛，则急躁易怒，头晕头胀，目赤耳鸣。肝火扰动心火，心神兴奋则不寐、多梦。心火旺则口苦。"随神往来者谓之魂"，心藏神，肝藏魂，热扰神飘魂动，则恶梦、梦魇、梦呓、梦游。心火下移小肠，则溲赤。

治法：清肝泄热。

代表方：龙胆泻肝汤。

组成：龙胆草、栀子、黄芩、柴胡、泽泻、当归、木通、车前子、生地黄、甘草。

以上两证的鉴别：肝郁化火往往先有气机郁与情志郁的表现，再出现烦躁易怒，不寐多梦等化火表现；心肝火旺则纯见心肝两脏之火象，没有郁象。

3. 痰热扰心证

主要表现：心烦不寐，胸闷脘痞，泛恶嗳气，伴头重，目眩，舌偏红，苔黄腻，脉滑数。

症状分析：痰盛内扰则易致胸闷脘痞，泛恶，头重，目眩。舌偏红，苔黄腻，脉滑数，为痰热之象。痰热扰心，心神被扰则心烦不寐。

治法：清化痰热，宁心安神。

代表方：黄连温胆汤。

组成：法半夏、陈皮、枳实、竹茹、茯苓、甘草、生姜、黄连。

4. 心脾两虚证

主要表现：不易入睡，多梦易醒，心悸健忘，神疲食少，伴头晕目眩，面色少华，四肢倦怠，腹胀便溏。舌淡苔薄，脉细无力。

症状分析：心脾两虚主要是脾气虚和心血虚。神疲食少，四肢倦怠，腹胀便溏，脉无力为脾气虚表现。血虚则头晕目眩，面色少华，脉细。心血虚，血不养神，则难以入睡，多梦易醒，心悸健忘。

治法：补养心脾，益气生血。

代表方：归脾汤。

组成：党参、黄芪、白术、当归、远志、茯苓、龙眼肉、酸枣仁、木香、生姜、大枣、甘草。

5.心肾不交证

（1）肾阴虚和心火旺证

主要表现：心烦不寐，入睡困难，心悸多梦，伴腰膝酸软，潮热盗汗，五心烦热，咽干少津，男子遗精，女子月经不调。舌红少苔，脉细数。

症状分析：本证病机主要是肾阴亏于下，不能上济于心，致心火旺。其中腰膝酸软，潮热盗汗，五心烦热，咽干少津，男子遗精，女子月经不调，舌红少苔，脉细数为肾阴虚表现；心烦不寐，入睡困难，心悸多梦，为心火扰神表现。

治法：滋肾阴，清心火，安心神。

代表方：天王补心丹。

组成：柏子仁、酸枣仁、天冬、麦冬、生地黄、当归、丹参、玄参、人参、桔梗、朱砂、茯苓、远志。

（2）肾阳虚和心火旺（阳虚阳浮）证

主要表现：心烦不寐，入睡困难，同时有怕冷，或腰膝、下半身常有冷感，夜尿多。

症状分析：本证病机主要是心火旺于上，不能下去温肾阳，导致肾阳虚。其中心烦不寐，入睡困难为心火旺于上。怕冷，或腰膝、下半身常有冷感，夜尿多则是肾阳虚表现。这实质是上热下寒。

治法：交通心肾。

代表方：交泰丸。

组成：黄连、肉桂。

6. 心胆气虚证

主要表现：胆怯心悸，触事易惊，终日惕惕，伴气短自汗，倦怠乏力。舌淡，脉细弱。

症状分析：心虚胆祛则心悸胆怯，触事易惊，终日惕惕。气短自汗，倦怠乏力，舌淡，脉细弱则是气虚表现。

治法：益气镇惊，安神定志。

代表方：安神定志丸。

组成：人参、龙齿、茯神、茯苓、石菖蒲、制远志。

7. 心肝阴血虚证

主要表现：虚烦失眠，心悸不安，头目眩晕，咽干口燥。舌上少苔，脉弦细。

症状分析：心肝血虚，神失所养，则失眠，心悸，头目眩晕，脉细。心肝阴虚，虚热内扰，则虚烦不寐，咽干口燥。

治法：养血补肝，宁心安神。

代表方：酸枣仁汤。

组成：酸枣仁、甘草、知母、茯苓、川芎。

（李 悦）

入睡困难、容易醒怎么办？来段放松功吧

在 20 世纪五六十年代，"放松功"作为南方功法的代表与北方的"内养功"并称气功界的"南北双璧"。在随后的几十年里，放松功被广泛应用于临床，并取得诸多成果。其源于中医理论基础，功法采用慢、细、匀、长的呼吸，强调精神内守，注重意导气行。该功法通过对身体姿势、动作、呼吸、心理的主动调节，解除紧张，消除疲劳，使身心逐渐放松，进入轻松、自然、舒适的状态，故命名为"放松功"。多项研究证明，练习放松功可以改善人的紧张、焦虑情绪，促进身心健康。

放松功是所有气功的基础功法，其包含三线放松法、分段放松法、局部放松法、整体放松法和倒行放松法等"静功"；振颤放松法、拍打放松法等"动功"。在这些放松法中三线放松法是基本的功法之一，简单易学，流传最广。

三线放松法是将身体分部位放松的一种方法，它将人体划分成侧面、前面、后面三条线，每条线又分为九个放松部位和一个止息点，练功时沿此三条线路自上而下依次进行放松。按顺序完成三线各部位的放松与意守，作为 1 个循环。每次锻炼可练 1 个循环，也可练 2~3 个循环。完整练习一遍三线放松法的时间应该不少于 10 分钟。

一、放松功的练习要领

1. 调身

站式，自然站立，以舒适为度；两脚平行，与肩同宽，双膝微曲，膝盖不超出足尖，腰部伸展，上身正直，含胸拔背，头颈部正直。轻闭双目，口微闭。两臂自然下垂，松肩垂肘，双手自然放于体侧。

2. 坐式

坐在方凳或者硬椅上，只坐凳子或者椅子的前1/3，凳子或椅子与小腿长度相当，膝关节呈90度角，大腿与上身呈90度角。双脚分开，与肩同宽。上身正直，含胸拔背，头颈部正直。轻闭双目，口微闭。两臂自然下垂，松肩垂肘，双手掌心向下，自然放于大腿上。

3. 调息

（1）自然呼吸或腹式呼吸：初学者对呼吸的调控不要操之过急，随着学功时间延长，放松程度的加深，自然会从平常的呼吸状态逐步调整到平稳、缓慢、细长、均匀的呼吸状态。

（2）呼吸与意念配合：吸气时意守一个部位，呼气时默念"松"，等到该部位放松后，随着吸气将意念移到下一个部位，呼气时默念"松"，如此循环。

4. 调心

从头部开始，意念沿着一条线路，从一个部位接一个部位按顺序向下移动。练功纯熟后，可以不拘泥于每条线上的九个放松部位，而根据具体情况进行调整。放松部位的大小和范围可根据自己的体会、练功的习惯有所调整。例如，放松头部两侧时，可以将头部的整个侧面作为一个整体进行放松，也可以笼统地像流水一样地由上向下放松，还可以更加细化，沿着头部侧面逐渐向下放松，在耳、下颌关节等部位进行重点放松，具体的办法将在操作中进行论述。

完成整条线的放松后，在止息点轻轻意守1~2分钟，然后移至下一条线，按部位一次进行放松。按顺序完成三线各部位的放松，作为1个循环。每次锻炼可以1个循环，也可以练2~3个循环。也可以重点放松某一条线，甚至某一个部位。

二、放松功的功法操作

姿势可采用站、坐、卧、行的任意一种。

第一条线：头部两侧→颈部两侧→两肩→两上臂→两肘→两前臂→两腕→两手→十个手指。止息点是中冲穴。

第二条线：面部→颈前→胸部→腹部→两大腿前→两膝→两小腿→两脚→十个脚趾。止息点是隐白穴。

第三条线：后脑部→后颈→背部→腰部→大腿后→两膝窝→小腿后→两足跟→两脚底。止息点是涌泉穴。

三条线上的所有部位全部放松完毕后，轻轻地意守第4个止息点丹田3~4分钟。基本姿势与上一节相同，但手的位置移至丹田。男子左手在内，女子右手在内，双手轻轻按于丹田，呼气时默念"松"。

三、放松功的功理功效

局部效果：身体各组织器官得到放松，功能改善。如放松下颌时，口中津液会不断增多，有助于消化；放松眼部时，泪腺分泌增加，滋润眼睛等。

整体效果：身体是一个大系统，脏腑器官都是子系统，通过放松训练，各子系统功能得到改善，大系统的功能也得到提升。常表现为精力充沛、免疫力提高，高血压、失眠、抑郁、焦虑等病情缓解等。

注：当放松功练习熟练后，随时随地都可以进行锻炼，不伴随音乐按照放松功的顺序，自我放松即可。

（李　悦）

五禽戏——打破失眠困扰的古老秘诀

现代社会快节奏和不规律的生活作息，使失眠已经成为一个常见的问题，正影响着人们的身体健康、生活质量和工作效率，还可能导致慢性疾病、抑郁等更为复杂的健康问题。失眠通常伴随着夜间醒来、早醒等症状，白天感到疲劳、注意力不集中，甚至影响情绪和社交功能，对心理健康产生不可忽视的负面影响。

睡眠问题的复杂性在于其多方面的原因，包括心理因素、生活方式、环境因素等。因此，对于改善睡眠，寻找一种综合、可持续的方法变得至关重要。在这一背景下，五禽戏作为一种传统的养生方法，为人们提供了一个非药物干预的选择，通过调整身体和心理的平衡，有望为缓解睡眠问题带来积极的效果。

一、五禽戏的起源与背景

五禽戏作为中国传统的养生功法，它源于中国古代的导引术，其起源可以追溯到古代，被认为是道家养生之术的一部分。其历史渊源凝聚了中国古代文化、哲学和医学的精髓，为理解中华传统健康观念提供了独特的视角。五禽戏之所以称为"禽戏"，是因为它模仿了虎、熊、猿、鹿、鸟五种动物的动作，通过这些动作来促进气血循环、活血化瘀、调和阴阳等，以达到强身健体、延年益寿的效果。

在中国传统文化中，强调身体和心灵的和谐是健康的关键。五禽戏正是通过其独特的动作和呼吸法，致力于平衡人体内部的能量流动，促进气血畅通，维持身体的平衡状态。这与道家、中医等传统文化中对于"天人合一""阴阳调和"等理念密切相关。五禽戏所体现的文化背景不仅仅是一种身体锻炼，更是一种以和谐为核心的生活哲学。它融入了古代先哲的智慧，将身体、心灵和自然融为一体，为人们提供了一种在紧张现代生活中寻找平衡的方式。其中的动作设计能够让身体充分放松，帮助调节身体机能，促进身体的血液循环，增强心肺功能，提高身体的代谢水平，对睡眠具有积极的影响。

二、五禽戏的助眠原理

五禽戏通过其独特的动作和呼吸原理，能够调整身体的生理和心理状态，为入眠提供有益的条件。这种练习的渐进性和综合性，使其成为一种日常生活中可行的助眠方法，特别适合追求身心健康平衡的现代人。

1. 调和身心

五禽戏的基本动作通过全身性的拉伸、扭转和呼吸的协调，有助于平衡身体内部的能量流动，促进阴阳的调和。这种身心调和的状态有助于减轻白天积累的压力和疲劳感，为入眠创造一个平静的内部环境。

2. 平衡神经系统

五禽戏的动作有助于激活副交感神经系统，降低交感神经的活动水平。这种神经系统的平衡有助于降低身体的应激反应，创造一个更加宁静的状态，有利于入眠。

3. 调整呼吸

五禽戏注重动作与呼吸的协调，强调深而缓慢的呼吸。这种深呼吸有助于调整自律神经系统，减缓呼吸和心跳，进而影响大脑皮质的兴奋状态，促进身体进入更适于入眠的状态。

4. 舒缓肌肉

五禽戏的动作涉及到全身的运动，可以帮助舒缓肌肉紧张。通过放松肌肉，特别是颈、肩、腰椎等易积聚压力的部位，有助于减缓身体的过度兴奋，促使身体进入更适宜休息的状态。

除了五禽戏，保持良好的睡眠习惯也是非常重要的，如保持规律的作息时间、创建舒适的睡眠环境、避免咖啡因和尼古丁等刺激性物质的摄入，以及在睡前进行放松活动等。综合考虑这些因素，可以更好地改善睡眠质量。

三、五禽戏可以提高睡眠质量

通过结合适当的睡眠习惯坚持和五禽戏的练习，可以改善睡眠质量，促进入睡，并延长睡眠时间，进而提高个人的睡眠质量，更好地享受美好的生活。

1. 改善睡眠质量

五禽戏的练习有助于调节人体内分泌，平衡身体的各项生理功能，进而改善睡眠质量。练习五禽戏能够舒缓压力，放松身心，让人更容易进入深度睡眠状态，从而提高睡眠质量。

2.促进入睡

五禽戏的动作缓慢而自然，练习时需要集中注意力，这种专注的状态有助于平息思绪，使人更快地进入睡眠状态。此外，五禽戏的呼吸练习也有助于放松身体，帮助人们更快地入睡。

3.延长睡眠时间

通过练习五禽戏，人们可以更好地调节自己的身体和心理状态，从而更容易保持规律的睡眠时间。同时，五禽戏的练习也可以减少夜间醒来的次数，从而延长睡眠时间。

四、五禽戏的动作要领

1.虎步踏振

虎步踏振的动作强调下盘力量和灵活性，通过踏步的动作有助于稳定身体，释放下半身的紧张感。这有助于减缓心跳、平静神经系统，为入眠创造放松的身体状态。

（1）预备姿势：两脚分开与肩同宽，两臂自然下垂，目视前方。然后左脚向前迈出一步，成弓步状。同时两手握拳，向前平伸，与肩平齐。

（2）模拟虎扑：身体前倾，两手向左右两侧分开，掌心向下，指尖向外。然后两臂屈肘，将两手收回至腰间，同时身体向上跃起，张口仰天，形似虎扑食。

（3）落地生根：身体落地时，屈膝缓冲，同时两手向下按至膝盖两侧，重心移至右腿。然后左脚收回至右脚旁，恢复预备姿势。

（4）重复动作：上述动作重复3~5次，期间要注意呼吸配合，起跳时吸气，落地时呼气。

2. 熊摇头摆尾

模仿熊的摇头摆尾动作，侧重颈椎和腰椎的活动。这个动作有助于缓解颈椎和腰椎的紧张感，可以帮助增强身体的协调性、力量和耐力，同时也可以提高身体的柔韧性，减轻压力，改善心情。

（1）熊晃：身体放松，两手握空拳，沉肩坠肘，以髋关节为轴，前后晃动，向前时，前脚掌先落地，向后时后脚掌先落地，共晃动3~5次。

（2）熊扑：身体放松，沉肩坠肘，双手握空拳微屈，双臂相对一前一后交替晃动3~5次。同时配合呼吸，手臂向前扑时呼气，手臂向后收时吸气。

（3）熊伸：身体放松，沉肩坠肘，双手握空拳放于腰间，然后伸展双臂与肩平行，手掌向上，配合呼吸，吸气时双臂向上伸展，呼气时双臂自然下落。

（4）熊缩：身体放松，沉肩坠肘，双手握空拳放于腰间，然后双臂紧贴身体两侧向内收拢，配合呼吸，吸气时双臂向内收拢，呼气时双臂向外展开。

（5）熊晃头：身体放松，沉肩坠肘，双手握空拳放于腰间。头部随身体晃动而左右摇摆，同时配合呼吸，晃头时呼气，头部回归正中时吸气。

3. 猿摆臂扬眉

猿戏的动作设计灵感来源于猿猴在自然界中的活动习性，强调上半身的伸展和柔韧性，具有强身健体、活血通络、增强身体柔韧性和协调性的功效。通过猿戏的练习，可以锻炼身体的灵活性和反应能力，同时也能让人们体验到猿猴的灵动与活泼。

（1）猿摘：猿摘的动作模仿了猿猴在觅食时摘取果实的姿态。练习时，可以模拟猿猴伸出一只手，快速摘取"果实"，然后再换另一只手进行。这个动作可以锻炼手部的灵活性和眼部的协调能力。

（2）猿扑：猿扑的动作模仿了猿猴在觅食时的扑击动作。练习时，需要模拟猿猴快速扑向猎物的姿态，这个动作可以锻炼身体的敏捷性和协调性。

（3）猿倒：猿倒的动作模仿了猿猴在树上倒挂的姿态。练习时，需要模拟猿猴倒挂在树上的样子，双手抓住"树枝"，身体后仰，这个动作可以锻炼身体的平衡性和上肢的力量。

（4）猿跳：猿跳的动作模仿了猿猴在跳跃时的姿态。练习时，需要模拟猿猴在树林中跳跃的样子，这个动作可以锻炼下肢的力量和弹跳力。

（5）猿飞：猿飞的动作模仿了猿猴在飞翔时的姿态。练习时，需要模拟猿猴在树林中飞跃的样子，这个动作可以锻炼身体的协调性和平衡性。

4.鹿转头振颈

鹿戏主要模仿了鹿的行走方式、颈部转动，集中在颈部和脊椎的动作，可以促进颈椎的灵活性，减缓颈部紧张感，有助于改善因办公或久坐引起的颈椎不适，具有疏通经络、调和气血、活动筋骨等功效。

鹿戏主要包括2个动作：鹿奔和鹿行。

（1）鹿奔：身体微微下蹲，如同鹿一般，将身体的重心移至右腿，左腿轻盈抬起，向前迈出一步，脚尖点地。然后迅速将左腿收回，同时身体前倾，右腿微屈下蹲。重复以上动作，如鹿奔跑般交替进行。

（2）鹿行：两手握空拳，如同抱着一个小球。两臂前后自然摆动，如同鹿行走时的姿态。摆动时，两拳随之前后交替敲击，模仿鹿行走的动作。

5.鸟展翅张爪

鸟展翅张爪的动作注重全身的舒展。通过模仿鸟的飞翔、振翅、独立等动作，以达到疏通经络、调和气血、活动筋骨、滑利关节等功效，有助于降低身体的紧张度，创造良好的睡前状态。

（1）预备姿势：两脚平行站立，与肩同宽，两臂自然下垂，目视前方。

（2）飞翔动作：两臂向上抬起，模仿鸟展翅飞翔的姿态，同时配合吸气。动作持续一段时间后，两臂放松落下，同时配合呼气。

（3）振翅动作：一臂抬起，模仿鸟振翅的姿态，同时配合吸气；另一臂下垂，配合呼气。左右交替进行。

（4）独立动作：一腿抬起，另一腿站立支撑，双手抬起，模仿鸟单足站立的姿态。保持一段时间后，换另一只腿独立。

（5）还原动作：最后回到预备姿势，深呼吸放松。

五、五禽戏的操作流程

1.开始前的准备

在开始五禽戏练习之前，确保身体没有明显不适感，尤其是慢性病患者应事先咨询医生的意见。选择一个安静、通风良好的场所进行练习。

2. 调整呼吸

注意呼吸的深度和节奏，尽量保持深而均匀的呼吸。呼吸与动作的协调是五禽戏的重要特点，有助于调整神经系统状态。

3. 轻松舒适

在练习过程中，保持动作的轻松自然，避免用力过猛。如果感到不适，可以适度减轻动作或暂停练习。

4. 动作流畅

尽量使每个动作之间的过渡流畅，这有助于提高练习的效果。动作的流畅性也有助于调整身体的气流和能量。

5. 适度延展

在进行五禽戏的动作时，注意身体的延展，但不要过度拉伸，以免引发拉伤或损伤，尤其对于关节部位要更加谨慎。

6. 专注意念

练习五禽戏时，尽量保持专注，将注意力集中在当前的动作和呼吸上。这有助于放松心理状态，享受练习的过程。

7. 循序渐进

对于初学者，建议从简单的动作开始，逐渐增加难度。通过循序渐进的练习，有助于逐步适应五禽戏的要领。

8. 定期练习

五禽戏的效果需要坚持，最好定期进行。可以选择每天早晚各进行一次短时间的练习，以维持身体的灵活性。

9. 记录体验

如果可能，可以记录每次练习的感受和体验，有助于了解自身在练习中的变化，也有助于调整和改进练习方法。

10. 保持愉悦

五禽戏是一种养生方法，应保持愉悦的心态。在练习过程中感受身体的变化，享受运动的乐趣，不必过于追求完美。

六、五禽戏的助眠优势

1. 非药物干预

五禽戏作为一种传统的非药物干预方法，强调身体运动和呼吸协调，避免了对药物的依赖，减少了潜在的药物不良反应。由于助眠药物可能带有依赖性和不良反应，而五禽戏提供了一种不涉及药物的选择。

2. 身心调和

五禽戏通过全身性的运动和呼吸协调，有助于平衡身体和心理的状态，促进身心调和。而其他治疗方法可能更侧重于心理疗法或药物干预，而在身体层面的调和可能没有五禽戏那样全面。

3. 自主练习

五禽戏可以通过学习和自主练习的方式，让个体在家中实施，具有自主性和可持续性。而其他治疗方法可能每次都要在专业人员的指导下进行，如认知行为疗法（CBT-I）或药物治疗。

4. 综合性

五禽戏是一种综合性的养生方法，涵盖了身体运动、呼吸调整和心理冥想，综合影响身体和心理层面。而其他治疗方法可能更专注于特定的方面，如药物可能主要通过影响生理过程，而心理疗法可能主要通过调整思维和行为。

七、五禽戏的适宜人群

1.一般人群

五禽戏是一种温和而综合性的养生方法，适用于大多数人，包括年轻人、中年人和老年人。

2.办公人群

长时间坐在办公桌前的人，尤其是对颈、肩、腰椎有不适感的白领族群，通过五禽戏的练习，可以缓解因久坐引起的肌肉紧张和疲劳感。

3.失眠人群

对于一些因压力、焦虑等原因引起的失眠问题，五禽戏的练习有助于缓解身心紧张，为更好地入眠创造条件。

4.其他人群

五禽戏强调身心调和，注重全身的伸展和柔韧性，适合那些追求整体身心平衡，注重健康养生或是追求身体灵活度的人群。

八、五禽戏的注意事项

1.选择合适的时间

进行五禽戏的最佳时间是在傍晚或晚上，这样可以帮助你在睡前放松身心，为良好的睡眠做好准备。

2.练习适度

每天进行五禽戏的时间应控制在 30 分钟左右，避免过度疲劳。

3. 关注呼吸

在练习五禽戏时，要注意呼吸的调节，尽量使呼吸缓慢、深沉、均匀，这样有助于放松身心，减轻压力。

4. 全身放松

在练习五禽戏的过程中，要注意全身的放松，尤其是颈部、肩部和背部的肌肉，这样可以减轻身体的紧张感，为入睡做好准备。

5. 坚持练习

五禽戏需要长期坚持才能取得良好的效果，建议每天坚持练习，逐渐养成良好的睡眠习惯。

在开始任何新的锻炼计划之前，尤其是对于有慢性病或其他健康问题的人，最好事先咨询医生的建议，以确保选择的锻炼适合个体的健康状况。

九、总结

五禽戏是一种渐进的养生方法，不仅有助于调整身体和心理状态，也是作为有助于睡眠的运动方式。随着动作练习的渐入佳境，可以逐渐带给患者体验拥抱深度睡眠的益处。

（闵海瑛　施美丽）

作者简介

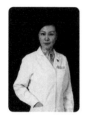

闵海瑛

副主任护师、国家二级心理咨询师、中级心理治疗师

同济大学附属精神卫生中心（上海市浦东新区精神卫生中心）护理部主任

中华护理学会第二十七届理事会精神卫生专业委员会专家库成员

上海市护理学会第十二届理事会心理卫生专业委员会委员

浦东新区医学会专业委员会委员

浦东新区医学会护理专业委员会副主任委员

浦东新区医学会中医护理专业委员会委员

以第一作者、通讯作者发表中文核心期刊 10 篇，SCI 论文 1 篇；申请发明专利 20 余项；主编科普图书《"心"无忧，常相伴——系统式家庭照护》，参编科普图书籍《谈"欣"解"忧"话心境》，参编《精神科护理预案及流程》《精神科护理指南》、高职护理职业教育"互联网＋"融合式教材、同济大学高等护理专业《精神科护理》教材 4 部。

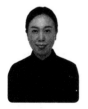

施美丽

副主任护师、心理治疗师，管理学硕士

同济大学附属精神卫生中心（上海市浦东新区精神卫生中心）心境障碍科护士长

从事精神科专科护理工作 20 余年，主攻精神康复和中医康复护理，在核心期刊发表论文多篇，成功申请专利 10 余项。

从中医膳食"看"失眠

人生有 1/3 的时间是在睡眠中度过的，睡眠与健康的关系历来受到人们重视。然而，我们也会出现失眠，并且睡眠的质量在持续相当长的时间内不能让自己满意。失眠容易导致人体植物神经功能紊乱，随之产生紧张、焦虑、抑郁、强迫等不良情绪，甚者更会出现认知功能减退、记忆力减退及幻觉、妄想等严重精神障碍。而持续失眠极易致血糖、血脂、血压升高，引发心脑血管等并发症。睡眠如此重要，那么哪些人群更容易失眠呢？

一、导致失眠的因素

从现代医学的观点来看，不同地区人们失眠的发病率可能会有所不同，但普遍认为失眠在成年人群中更为普遍。其次，失眠存在的时间也有长短，据统计显示，短期失眠的发病率可高达 30%~50%，而慢性失眠的发病率约为 10%。另有报告显示，失眠症状的频率在女性中更高，而且随着年龄的增长失眠的发病率也会增加。而分离、丧偶、离婚或未婚的人群失眠的风险较高。在社会经济因素方面，低社会经济地位和失业状况与失眠有关联，生活压力、经济困难和工作不稳定性都可能增加失眠的风险。医疗健康条件也与失眠有关，包括心理健康问题（如抑郁症、焦虑症）、呼吸道疾病、慢性疼痛和部分药物不良反应，如果以上疾病不能得到良好的医疗诊治，这类人群也容易出现失眠。在生活方式方面，含咖啡因的饮品、尼古丁、酒精的摄入以及晚上的活跃行为可能导致失眠，不规律的睡眠习惯、晚睡和使用电子设备也被认为是导致失眠的因素。此外，失眠可能有家族遗传倾向。对于不同文化背景和生活习惯的人，他们的失眠情况也有所不同。

中医认为饮食不节、情志失常、劳逸失调、病后体虚等因素均可导致心神不安，神不守舍，故而导致失眠。其病理变化总属阳盛阴衰，阴阳失交。其病因病机在于脏腑阴阳失调，营卫、气血不和导致心主神志受损。其实证多与痰热、心火、肝火等邪气密切相关，其虚证多与心、脾等脏腑虚损及阴虚火旺等不能濡养心神相关，病久则多表现为虚实夹杂。

二、失眠的中西医治疗手段

对于失眠的治疗，现代医学的主要手段为药物治疗和认知行为疗法，目前仍以药物治疗为主。其中认知行为疗法是一种通过改变不良心理和行为以达到治疗效果的手段，它包括睡眠健康教育、控制刺激、认识睡眠限制、控制矛盾意念、放松治疗、认知治疗、多组分的治疗及对失眠的认知和行为进行干预治疗，它比单成分治疗更有效，比药物效果更持久，适合于各年龄段人群，被普遍认可，成为慢性失眠的一线治疗方法。现代医学对于失眠的药物治疗，主要以镇静安眠药和褪黑素受体激动剂为主，另外还有镇静性抗抑郁药。

中医治疗失眠，主要方法是中药内服，在准确辨证的基础上选方用药，从而平衡阴阳，调畅气血。药方则根据证型不同，予以酸枣仁汤、黄芪建中汤、黄连阿胶汤、金匮肾气丸、调胃承气汤及柴胡加龙骨牡蛎汤加减治疗。中成药则主要有乌灵胶囊、酸枣仁颗粒、甜梦口服液等。除此以外，中医治疗失眠的方法还有针灸，它通过疏通经络、扶正祛邪、调和阴阳来治疗失眠。

三、中医药膳助眠法

治疗失眠的方法有如此之多，那有没有一种方法能在日常的生活中，不通过服药，就能调整人的睡眠呢？从中医膳食的角度来看，答案是：有。

1. 桂圆红枣茶

这是一种在中国传统中医和日常保健中常见的饮品，它结合了桂圆和红枣的营养和药用价值。这种茶饮因其滋补效果和甜美的口感而受到很多人的喜爱。

制作这种茶饮的主要材料：桂圆（龙眼干）数颗、红枣若干（个数依个人口味而定，通常 5~10 颗）、清水适量、枸杞子（可选，增加滋补功效）、生姜片（可选，适合寒冷天气，加强温暖效果）、冰糖或蜂蜜（可选，用于调味）。

制作步骤：①将桂圆和红枣洗净，如果红枣比较硬，可以提前泡一泡。如果使用枸杞子，同样需要提前洗净；②在锅中加入适量清水，水量根据个人所需饮用量决定；③洗净的桂圆和红枣（以及可选的枸杞子和生姜片）放入水中；④将水烧开后，转小火慢炖

20~30分钟，时间可以根据个人口味调整，长时间煮会使茶味更浓；⑤煮制接近完成时，可以根据个人喜好加入冰糖或蜂蜜调味；⑥用漏网或过滤器将材料滤除，然后将煮好的茶倒入杯中，即可饮用。

桂圆和红枣都属于温性食物，在中医中被认为能够滋养心脾，补血安神，适合气血双亏、心脾虚弱引起的失眠或者是精神状态不佳者食用。不过，因为桂圆和红枣性温，所以在天气炎热、体质过热、患有糖尿病、肥胖等情况下应该少食用或咨询中医师后再食用。另外，孕妇在饮用桂圆红枣茶时也应谨慎。

2. 莲子百合粥

此粥常用于清暑养心、润肺安神。它的主要成分是莲子和百合，这两种食材在中医理论中均具有良好的药用价值。莲子可养心安神，补脾止泻，而百合则能润肺清心，有助于缓解焦虑和治疗失眠。

以下是一个基础的莲子百合粥的制作材料：莲子 30 克（去心的莲子更佳，因为莲心性燥）、百合 30 克、大米或粳米 100 克、清水适量、冰糖或蜂蜜（根据口味可选）

制作步骤。①准备材料：莲子提前泡水，使其充分膨胀，百合通常是干燥的，也需要泡水至软化，大米提前清洗干净；②煮粥：将清洗干净的大米和足量的清水放入锅中，用大火烧开后转小火慢煮；③加入莲子：当大米开始变软时，加入泡发的莲子，继续煮至莲子变软；④加入百合：莲子变软后，加入泡发的百合；⑤煮至成粥：继续煮至大米、莲子和百合都非常柔软，粥体黏稠；⑥调味：根据个人喜好，可以在粥快熟的时候加入冰糖或蜂蜜调味。但是莲子如果没有去心，煮出的粥可能会有些许苦味，因为莲心性味苦、涩，可能不适合所有人的口味，但其有清心火的功效。莲子百合粥适合大多数体质的人群，尤其适合心脾虚弱，常感疲乏、失眠多梦以及咳嗽痰多的患者食用。但是如果有特殊疾病或者对食材过敏的人群应避免食用。

3. 牛奶蜂蜜饮

它结合了牛奶的丰富营养和蜂蜜的天然甜味及其多样的健康益处。这种饮品常被认为有助于改善睡眠、滋润皮肤、增强消化以及提供必要的维生素和矿物质。

制作牛奶蜂蜜饮的材料非常简单：牛奶 1 杯（约 240 毫升）、蜂蜜 1~2 茶匙（根据个人口味调整）。

制作步骤。①加热牛奶：在锅中或使用微波炉加热牛奶直到温热，不需要沸腾，如果使用微波炉，通常需要加热 1~2 分钟，具体时间根据微波炉的功率而定。②加入蜂蜜：将温热的牛奶倒入杯中，随后加入蜂蜜。③搅拌均匀：用勺子搅拌均匀，直到蜂蜜完全溶解。制作过程中请确保牛奶不要太热，因为高温可能会破坏蜂蜜中的天然酶和营养素。对于乳糖不耐受或对牛奶过敏的人，可以选择使用不含乳糖的牛奶替代品，如杏仁奶、大豆奶或燕麦奶。如果有糖尿病或需要控制血糖的人，应注意蜂蜜的糖分摄入，并在医生的建议下饮用。牛奶蜂蜜饮在睡前饮用可以帮助一些人更好地放松，促进睡眠。

4. 酸枣仁汤

酸枣仁含有多种活性成分，能够帮助调节中枢神经系统，从而起到安神的作用。

制作一种简单的酸枣仁汤的材料：酸枣仁 10~15 克、清水 500 毫升，如需加强功效，可依据中医指导添加一些辅料，如远志、茯苓、甘草等。

制作步骤。①清洗酸枣仁：将酸枣仁用清水清洗干净；②泡发：可以选择将酸枣仁用温水泡发一段时间，这样可以帮助提取其有效成分。③煎煮：将清洗干净的酸枣仁放入煎药壶中，加入 500 毫升清水。④煎煮浓缩：开大火煮沸后转小火，煎煮约 30 分钟至水量减少一半左右。⑤过滤：将煎煮好的酸枣仁汤用细筛过滤出药渣，取汁液。⑥服用：将过滤后的酸枣仁汤温热饮用。需要注意的是：酸枣仁性质温和，一般认为对大多数人群都适宜。但由于每个人体质不同，最好在中医师的指导下使用。另外，酸枣仁有轻微的降压作用，有低血压病史的人应慎用。酸枣仁汤的制作和服用都相对简单，但是正确的剂量和配伍对于达到治疗效果至关重要，因此在日常保健使用时，最好是在专业中医师的指导下进行。

5. 养心粥

通常由能够安神宁心、补心养血的食材和中药材组成。这种粥适合心脏功能不强、心悸失眠、精神紧张或体质虚弱的人群食用。以下是一种典型的养心粥的制作方法。

制作材料：当归：5 克、酸枣仁 10 克、龙眼肉（桂圆）10 克、紫米或黑米 50 克、红枣 5~10 颗、黄芪 5 克、甘草少量（3 克左右）、清水适量，冰糖或蜂蜜根据个人口味适量添加。

制作步骤。①药材准备：将当归、酸枣仁、黄芪和甘草等中药材清洗干净，用冷水浸泡 1 小时左右；②糯米处理：紫米或黑米洗净，泡水 1 小时左右；③煎煮药材：将浸泡好的中药材放入煎药壶中，加入适量清水，煮沸后转小火煎煮 30 分钟，取药汁备用；④煮粥：将泡好的紫米或黑米放入锅中，加入适量清水和药汁，大火煮沸后转小火慢炖；⑤加入配料：待粥煮至米粒开始烂时，加入清洗干净的红枣和龙眼肉；⑥继续炖煮：继续小火煮至粥黏稠，所有材料充分融合；⑦调味：根据个人口味加入冰糖或蜂蜜；⑧完成：待粥体熟透、黏稠后，即可关火，稍冷却后食用。由于黄芪和甘草均为补药，体质虚不受补的人群（如感冒发热时）应避免使用。当归性温，有活血作用，月经期间女性及有出血倾向的患者应谨慎食用。龙眼肉性温，对热性体质或正在发热的患者不适宜。如果是糖尿病患者，应避免使用冰糖或蜂蜜。这种粥具有一定的药理作用，不建议作为日常食谱长期大量食用。应根据个人健康状况和身体需要适量食用。

　　以上几个食疗方是可以有效缓解失眠的配方，长期被失眠困扰的朋友不妨尝试一下。但需要提醒的是，失眠人群平时也要注意调节自己的心态，保持健康规律的生活和正常的作息规律，才能从根本上减少失眠的困扰。

（张　琪）

作者简介

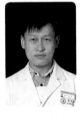

张　琪

精神病学硕士研究生

同济大学附属精神卫生中心（上海市浦东新区精神卫生中心）心境障碍科主治医师

长期从事精神科临床工作，在各类精神疾病诊治干预方面有着较为丰富的临床理论和实践经验；擅长各类抑郁障碍、焦虑障碍、睡眠障碍、精神分裂症的诊断和治疗，研究领域为心境障碍的病理机制。

八段锦——中医文化背后的睡眠之道

八段锦起源于南宋时期，距今已有 800 多年的历史，是极具特色的中医导引养生功法之一。导引功法则是在意念的引导下，配合呼吸调整，将形体运动和精神活动密切结合起来，通过躯体、四肢、肌肉、关节进行一定姿势的运动，疏通经络、行气活血、强筋壮骨、益志养神，从而达到养生保健的效果。

现代社会由于生活节奏快、生活压力大等诸多原因，人们正面临睡眠问题的困扰。中医认为，通过合理的运动和气血的调节，可以改善睡眠，而八段锦正是一种被认为有助于促进身心调和、改善睡眠的中医功法。大量研究发现，八段锦对生理、心理以及社会功能的相关指标均有改善作用。因此，这种古老而经典的锻炼形式，结合了流畅的动作、深呼吸和冥想元素，被视为维护身体健康与促进心灵宁静的重要工具。

一、基本动作与助眠原理

1. 双手托天理三焦

这个动作通过缓慢上升的手势，有助于调整呼吸，平稳气机。适当的呼吸调整有助于降低紧张感，使人更容易进入安静的睡眠状态。

2. 左右开弓似射雕

这个动作有助于拉伸腰部和大腿肌肉，对于缓解腿部的疲劳感，促进血液循环，有利于改善夜间的睡眠。

3. 调理脾胃须单举

这个动作主要通过腰部的转动，促进脾胃的运动。对于那些因消化不良而导致夜间不适的人来说，这个动作有望改善腹部不适，促进良好的睡眠。

4. 五劳七伤往后瞧

这个动作通过手臂的上升和下降，有助于调整五脏六腑的功能，平衡身体的气机。良好的器官功能调整对于维持良好睡眠周期至关重要。

5. 摇头摆尾去心火

身体摇摆，头部晃动，这个动作可以缓解颈椎和头部的紧张感。对于那些因紧张而导致难以平静入睡的人来说，有助于降低心火，使心情更加宁静。

6. 两手攀足固肾腰

双手攀住一只脚，身体稍微向后仰，这个动作有助于加强腰部肌肉。通过锻炼肾脏周围的肌肉，可以改善腰部的不适，促进良好的睡眠。

7. 攒拳怒目增气力

这个动作有助于缓解颈部和背部的紧张感。通过腰部的前倾，可以减轻大脑的负担，使人在入睡前更为放松。

8. 背后七颠百病消

这个动作有助于锻炼骨盆底部肌肉，对于改善盆腔血液循环、调整体内能量流动，进而促进入眠有着积极作用。

在练习八段锦时，保持动作的平缓和流畅，结合深呼吸，有助于放松身体，平复心情。每天坚持练习，能够在调整身体状态、促进良好睡眠方面取得显著效果。

二、古籍记载的助眠功效

1.《白虎通义》

该书记载八段锦有助于平衡体内阴阳之气，调和血液循环，从而在夜间带来宁静入眠。

2.《本草纲目》

该书提到八段锦通过舒缓呼吸、柔和伸展的动作，能够缓解身体疲劳，促进精神放松，为入眠创造有利条件。

3.《太素》

该书描述八段锦为"濡筋髓、开通经络"，意味着通过锻炼，可以使身体变得更加柔韧，促进气血畅通，有助于入眠时的身心放松。

4.《黄帝内经》

该书指出八段锦的锻炼有助于调和人体的阴阳平衡，提升体内的气血流动，从而在夜晚帮助人们安然入眠。

5.《医学启源》

该书详细描述八段锦的冥想元素，认为通过冥想，可以使人们放下白天的杂念，达到心灵宁静，有助于夜间的深度睡眠。

这些古籍记载了八段锦自古以来已经被视为一种强身健体的方法，不仅关注身体的柔韧和活力，同时注重调整心灵，为保持良好的睡眠健康提供支持，古人的智慧能帮助我们更好地理解八段锦。

三、八段锦的现代应用

1. 放松和缓解焦虑

八段锦的流畅动作和深呼吸有助于放松身体，减轻紧张和焦虑感，有助于降低心理压力，创造更为宁静的入眠环境。

2. 调整生物钟

八段锦的练习可以在适当的时段进行，有助于调整生物钟，促进正常的睡眠周期。这对于那些因生物钟紊乱而导致的入睡困难或失眠问题可能有益。

3. 促进身体柔韧性

八段锦包含多种舒展的动作，可以增加关节的柔韧性，缓解白天的身体紧张感，为更为轻松地入眠创造条件。

4. 平衡体内能量

八段锦的动作涉及到整个身体的运动，有助于平衡体内的能量。通过调整气血循环，锻炼可以帮助消除身体不适感，让人在入睡时感到更加舒适。

5. 冥想元素的引导

八段锦中的冥想元素包括专注呼吸、意识集中等，这有助于降低心理紧张感。在锻炼过程中，集中注意力于动作和呼吸，帮助人们摆脱日间的烦忧，为夜晚的宁静入眠创造理想条件。

6. 提高睡眠质量

练习八段锦有助于促进血液循环、调整呼吸，以及放松身体，这些因素都对改善睡眠质量有积极作用。

7. 作为辅助疗法

八段锦可以作为睡眠障碍的辅助疗法，与其他治疗方法结合使用，如认知行为疗法、中草药治疗等，以提高综合疗效。

需要注意的是，八段锦在应用于睡眠障碍时效果因人而异。对于长期存在的睡眠问题，建议在专业医生或健康专家的指导下练习，并结合全面的治疗方案。此外，八段锦应该在适宜的时间和环境下进行，以确保最佳的效果。

四、八段锦的操作要点

1. 选择适当的时间

最好在早晨或傍晚选择一个相对宁静的时间进行八段锦锻炼。早晨锻炼可以为一天注入活力，而傍晚则有助于释放一天的紧张和疲劳。

2. 创造宁静环境

选择一个宁静、通风良好的地方进行锻炼，远离嘈杂的环境。在户外或室内都可，只要确保空气流通。

3. 简单舒适的服装

穿着宽松、舒适的运动服，便于做出各种动作。避免过于紧身的衣物，以保持身体的自由度。

4. 呼吸调整

注重深而均匀的呼吸，随着动作的进行保持顺畅的呼吸节奏。深呼吸有助于放松神经系统，为身体注入新鲜氧气。

5. 注意姿势正确

在每个动作中确保姿势正确，避免过度伸展或弯曲。初学者可以通过观看视频或请教教练来学习正确的动作技巧。

6. 循序渐进

对于初学者，建议从简单的动作开始，逐渐增加锻炼的难度。循序渐进地进行有助于身体逐渐适应，避免过度劳累。

7. 保持专注

在锻炼过程中保持专注，集中心力于动作和呼吸。这有助于降低心理紧张感，为轻松入眠创造良好心境。

8. 自我感觉

每个人的身体状况不同，因此在锻炼过程中注意自己的感觉。如果感到不适，可适度减缓或调整动作，保护身体。

9. 坚持锻炼计划

制订一个合理的锻炼计划，并尽量保持持续性。即使时间有限，每天进行短暂的八段锦锻炼也能带来益处。

10. 寻求专业指导

如果有可能，可以请教专业的八段锦教练，以确保正确的技巧和更好的效果。他们可以提供个性化的建议，适应个体差异。

五、八段锦的注意事项

1. 避免过度伸展

在动作中避免过度伸展，以免引起拉伤或其他损伤。

2. 不适症状

如果在练习中感到任何不适或疼痛，请立即停止，并咨询医生或健康专业人士的建议。

3. 特定人群

考虑个体差异，尤其是对于老年人、孕妇或有慢性疾病的患者，应该更加谨慎，并咨询医生的建议。

4. 场地要求

选择平坦、宽敞的地方进行练习，确保没有杂物阻碍动作。

5. 避免过度疲劳

避免在过度疲劳或身体不适的状态下进行练习，充分的休息也是身体修复的重要部分。

6. 医疗建议

如果有慢性疾病、健康问题或近期手术，最好在开始练习前咨询医生的意见。

六、总结

总而言之，八段锦作为中医养生的精髓，为人们提供了一种简便而有效的健身方式。适当的练习不仅有益于身体健康，还有助于调整心态，帮助身体与心灵在夜晚找到和谐与宁静。将八段锦融入日常生活，享受其带来的全面养生益处，让每一个夜晚都成为一个深度放松的时刻。

（施美丽）

按摩这些身体穴位，每晚让你深度睡眠

众所周知，长期失眠有害健康。失眠俨然成为影响人类健康的"隐形杀手"之一。入睡困难、易醒、早醒、醒后不适感或者彻夜不眠都是失眠的临床表现。长期睡眠质量低下，可以导致身体严重透支，白天没有足够的体力与精力工作、学习，夜间又要熬夜加班加点，周而复始导致日夜颠倒，作息严重紊乱，形成一个失眠的恶性循环。

针对失眠，中医与西医有着不同的治疗方式。西医常以服用镇静催眠类药物为主，但是长时间的服用此类药物，会使人体形成依赖或是引发其他问题。中医将失眠称为"不寐"，对于此类病症，中医有着多种多样的治疗方式，如中药内服、针灸、耳穴压豆、穴位按摩等。那到底什么是穴位按摩呢？穴位按摩到底怎么做可以起到缓解失眠的作用呢？下面让我们逐一了解。

一、穴位按摩的手法

在众多中医治疗手法中，穴位按摩被称为是中医绿色疗法，它简便易行、没有不良反应或依赖性，临床研究也证实它在治疗失眠方面有显著疗效。穴位按摩是建立在中医理论的基础上，运用特殊的手法作用在人体经络穴位上，通过疏通经络、平衡阴阳起到舒缓肌肉紧张、解除躯体疲劳、调节人体机能、提高免疫力的的作用。

按摩的手法多种多样，这里介绍几种简单易学的手法。

按法：以掌根、拇根或肘尖着力于穴位之上，用垂直向下的力按压。常常与揉法相配合，称"按揉"。

揉法：①指揉法：以手指端着力于穴位做旋转的动作，可用于全身各部位；②掌揉法：改用手掌着力，此方法用于腰背、腹部；③鱼际揉法：以大鱼际着力，用于面部。

拿法：拇指和其余四指相对用力，作用于穴位之上，有节律地提捏，常与其他手法相配合使用。常用于颈、肩、四肢部。

点法：以手指端着力，持续按压于穴位之上，也可短暂用力。除此之外还有推法、擦法、捏法等。

二、穴位按摩的选穴

穴位按摩是根据《黄帝内经》的"阳不入阴"理论发展而来，它是以自然界中昼夜交替对人体营卫运行的影响作为基础而创立的理论。"不寐"是不同于正常情况的"阳盛则瞑，阴盛则寐"，是因为心神失养或心神不安所致的阴阳不平衡，是机体阴阳失调的表现。我们通常选用以下穴位按摩来改善不寐。

百会穴：位于头顶正中，为百脉之会，与多条经络相互交汇，是阳气聚集之所，能够安神定气，调节人体阴阳平衡。

风池穴：为足少阳与阳维脉的交会穴，其可使交汇于此的经络经气运行，起到阴阳调和的作用。

三阴交穴：为足三阴经的交会穴，肝、肾、脾三脏腑及周身的气血皆与三阴经有着密不可分的关系，故有疏肝理气、健脾的作用。

大椎穴：为阳脉之海，能够调节人体一身之阳气。

神门穴：属手少阴心经穴位，是气行出入的门户，是经气所住，气血渐盛的穴位，能够调节自律神经，补益心气，安定心神。

中脘穴：可调节和疏通脾胃的气血及气机的运行，能够起到调和气血和阴阳的作用。

关元穴与气海穴：这两个穴位都位于肚脐下方的任脉上，关元穴与足三阴经交会，为人身闭藏精气、始受元气所在，有统摄人体一身阴气之功的效用；气海穴主一身之气，在《医宗金鉴》中提到其"主治一切气疾"，故气海穴有着疏通理气、补虚固本之效。两穴合用，可用于改善肾精亏虚，有补气健脑的功效。

申脉穴与照海穴：这两个穴位被称为"相对穴"。分别位于足踝的内外两侧，阴阳、表里、内外相对。两穴相互配合，平衡阴阳、引阳入阴，调节睡眠。

三、补阴泻阳穴位按摩法

补阴泻阳穴位按摩法是在阴阳理论的指导下，针对慢性失眠患者进行干预的中医特色技术。它根据不寐的"阴阳失调，阳不入于阴"的基本原理，按"补虚泻阳"的原则即"自上而下、先左后右"的规律，遵循以"轻、慢、长、逆时针"为补法；以"重、快、短、顺时针"为泻法，对以上穴位进行按摩，起到引阳入阴、促进机体阴阳平衡的作用。

具体操作步骤如下：

（1）端坐于椅子上，深呼吸以放松肌肉，消除紧张感，接下来正式开始按摩。

（2）采用按和揉的方法按摩百会穴、风池穴、大椎穴、神门穴各2分钟。

（3）采用点按和揉法按摩申脉穴2分钟。

（4）采用点按和揉法按摩中脘穴、气海穴、关元穴、三阴交穴、照海穴各2分钟。

（5）神阙穴以逆时针方向，用大鱼际揉法按摩2分钟。

四、穴位按摩的注意事项

1. 助眠安神类药物需在医生指导下服用，并嘱咐失眠者在睡前2小时内不适宜做高强度运动，晚上9点后不适宜再进行运动。

2. 睡前数小时禁止服用咖啡、浓茶、碳酸饮料等含有咖啡因及茶多酚饮料以及烟酒等严重影响睡眠质量的食物。

3. 推荐按摩频率为每周1次，1个疗程为2周，建议治疗4周为宜。

4. 建议失眠者养成午睡的好习惯，建立良好的作息。睡前泡脚，或者喝杯温牛奶都可帮助更好地入睡。

五、临床案例

小兰是一位35岁、工作正处于上升期的年轻人。由于高强度、快节奏的工作，她长期笼罩在巨大的工作压力之下，久而久之出现了失眠的情况。长时间的睡眠不足让她工作时常常走神、状态不佳，平日需要借助药物辅助入睡，并渐渐产生了依赖性。无意中小兰在网页上看见了中医穴位按摩可以治疗失眠。到医院咨询中医科医生后，在其指导下学习了"补阴泻阳穴位按摩法"。一开始抱着半信半疑的态度尝试穴位按摩，随着时间的推移，小兰渐渐发现她居然可以不再依赖安眠药物，也可以安稳地入睡了。有了充足睡眠的小兰，像被阳光沐浴的花朵一般，整个人容光焕发，在工作上大放异彩，业绩及业务能力显著提高，这也大大提升了她的自信，摆脱了之前因为失眠所带来的焦虑。

六、总结

随着时代的发展，中医功效也逐渐被临床证实，同时养生人群的年轻化，让大家看到穴位按摩的神奇作用。我们可以通过简单易行的"补阴泻阳穴位按摩法"，潜移默化地改善失眠问题。但在实践操作中我们需要注意评估，对于严重失眠或伴有其他躯体疾病者仍需在专业医生的建议下配合药物治疗。

（陈毓恬）

作者简介

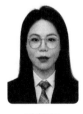

同济大学附属精神卫生中心（上海市浦东新区精神卫生中心）失眠诊疗中心护士

从事精神科专科护理工作多年，擅长失眠相关的健康科普，熟练应用中药塌渍、经络操等中医适宜技术调适情绪和改善失眠。

陈毓恬

耳穴贴压联合八段锦的妙用

一、抑郁引发的失眠

　　抑郁症是一种发病率高、临床治愈率高的精神障碍，但由于传统观念的束缚，愿意接受治疗的患者比例仍较低，呈现治疗率低、复发率高的特点。它以显著而持久的心境低落为主要特征，严重者可能出现自伤、自杀行为，或伴有妄想、幻觉等精神病性症状，甚者还可能出现抑郁性木僵。主要表现为面部表情固定、对刺激缺乏反应、话少甚至不言语、少动甚至不动等。抑郁发作以情绪低落、兴趣减退、精力缺乏为主，患者伴有显著的睡眠障碍，可出现入睡困难、睡眠轻浅、多梦、早醒、睡眠感缺失等。其中，以入睡困难最为多见，一般比平时延时半小时以上，而早醒则最具特征性，一般比平时早醒 2~3 小时，醒后不能再入睡。长期失眠可对患者的生理、心理产生负面影响，导致其生活质量下降，易增加身心疾病的发生风险。我们常规可采用苯二氮䓬类药物助眠，但可能面临药物不良反应和成瘾性的问题，而中医康复治疗是目前安全性高、接受度高的治疗方法，其中耳穴贴压联合八段锦或许是改善睡眠的良方。

二、中医的耳穴疗法

追溯至 2000 年前,《黄帝内经》已有记载:"如耳者,宗脉之所聚也"。视耳好恶,以知其性,到明代已经出版了耳穴图谱。中医学认为,耳通过经络与人体脏腑、肢节、器官产生联系。其中,耳与手足三阳经的联系最为密切,六条阳经皆入耳中或分布于耳区周围。脏腑功能失调时,就会通过经络的联系在双耳的耳穴上显示出来。同理,耳穴疗法可刺激经络,疏通经气,调节脏腑功能,使五脏精气充盛,经络气血畅达。耳穴贴压是利用表面光滑且坚硬的圆形物放在纸胶中央后,选取需要的耳穴,用胶布敷贴在穴位表面。目前临床上最常被应用的材料是王不留行。将王不留行对准所选耳穴或耳穴区贴上,每日揉按 3~5 次,每次按压 1~2 分钟,以局部酸、麻、胀、热和痛为佳,以患者能耐受为度。留置时间为 3 天,左右耳交替留置。经由刺激耳廓,疏通经脉、调和脏腑、运行气血、活血化瘀、促进代谢,以达到治疗或预防疾病的目的。当我们失眠时可以贴在以下耳穴:神门、皮质下、耳尖等。接下来让我们了解下这几个穴位。神门:神门穴的位置在三角窝(对耳轮上脚和下脚之间的三角形凹窝)的后上缘。即对耳轮上下脚分叉处稍上方,与髋穴相近 。神门具有镇静安眠的功效,可以改善心烦的心态,让人平静,加速睡眠。皮质下:位于对耳屏的内侧面、下区内侧,与额穴相对。主要功能是大脑皮层的兴奋与抑制。耳尖:位于耳轮顶端。耳尖穴有缓解疲劳、缓解头痛、促进睡眠的作用。所以在我们耳穴贴压治疗失眠时可选用以上三个穴位并配合耳部压痛点效果更佳。

三、八段锦缓解焦虑、抑郁并有助眠疗效

　　长时间适量的有氧运动可以促使人较快入睡，进入深度睡眠状态，还有助于产生调节睡眠的化学物质。其中八段锦不受场地及天气的限制且老少皆宜，故广受欢迎。八段锦通过动静相合、松紧结合、柔和缓慢以及形神相兼的动作可有效活动全身肌肉关节、促进新陈代谢、加速血液循环、调节情绪，从而达到调养身心的目的。其每一式都与相对应的脏腑所联系，通过调心、调息、调身，吐故纳新，形神合一，放松身心，不仅能疏通经络，促进气血运行，还能缓解焦虑、抑郁、紧张等情绪。经常练习可对人体神经、呼吸、内分泌、循环等各个系统均能产生良好的调节作用，有效促进人体中枢兴奋水平，增加机体代谢能力，控制人体的紧张焦虑情绪，使人体处于平静舒缓状态，从而达到强身健体、身心愉悦的目的。研究表明，练习八段锦可以对患者的焦虑、抑郁等产生缓解效果，改善患者的心理状态，特别是对失眠焦虑患者的睡眠质量有良好促进作用。

四、八段锦的练习方法

　　八段锦的练习一般分为以下几个步骤。通常每日晨起和睡前各练习一次，时间为 40 分钟，在练习之前应先进行 5 分钟的拉伸热身，初期可由专业康复老师带领。具体方法如下。

　　（1）两手托天理三焦：两手手心向上，双手贴近胸腹前十指交叉向上，同时头部做上抬看手背，而后低头平视前方。

（2）左右开弓似射雕：先向左开步与肩同宽，同时双手搭腕，而后马步下蹲，左右两手做开弓，同时开始吸气。

（3）调理脾胃须单举：双掌同时掌心向上做托举，在丹田处一手掌 心朝天继续向上举，另一手掌掌心向下，同时双掌掌根发力感受到拉伸感为宜，如左手上举则头部做向右看，反之亦然。

（4）五劳七伤往后瞧：两臂从身体两侧平行缓慢上抬，掌心向上，手掌高度与丹田平行。头部从身体左侧向身后尽量拉伸，作出往后瞧的动作，两膝微屈，手臂与颈部要有拉伸感为宜。

（5）摇头摆尾去心火：两臂上托掌心向上同时横跨一步，下按两手掌心向下扶在髋骨位置同时变为马步。侧倾身体时要以自身的腰臀为轴做环转动作。

（6）两手攀足固肾腰：两臂上举掌心朝前，下按两臂贴近胸前下落，反串两掌胸前手背贴紧两肋到背部后，掌心翻转紧贴后背从背部向下滑依次落到臀部、股四头肌、跟腱后，两掌指尖向前滑过脚背。

（7）攒拳怒目增气力：攒拳十指依次以大拇指、食指、中指、无名指、小拇指握拳，把大拇指握在掌心。两拳收在腰间，同时下蹲马步，出拳抓握动作五指张开，掌心打开反掌朝上。

（8）背后七颠百病消：两脚做提踵动作同时重心向上，而后颠足落地动作要适 量放松自己的重心。

以上各动作共练习3遍。

如果能坚持完成一个阶段的耳穴贴压联合八段锦，抑郁症患者的睡眠质量、睡眠效率和总睡眠时间将得到显著改善，让患者轻松应对失眠困扰，也是这项中医适宜技术值得推广的优势所在。

（龚　蕾）

作者简介

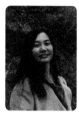

龚　蕾

同济大学附属精神卫生中心（上海市浦东新区精神卫生中心）主管护师

从事临床护理工作17年，其中精神心理专科护理5年，能熟练掌握精神科基本理论，擅长结合中医适宜技术改善睡眠问题。

中医视角下的失眠康复护理

一、概述

睡眠是人类生命活动的重要组成部分，它占据了我们一生中 1/3 的时间。正常的睡眠可以帮助身体恢复能量，促进生长激素的分泌，有助于组织修复和免疫系统的强化。此外，良好的睡眠也有助于提高学习和记忆能力，以及保持稳定的情绪。

然而，失眠成为导致人们亚健康的重要因素。据报道，目前全球失眠总体发病率高达 23%~56%，主要表现为入睡困难、早醒或夜间多次醒来，甚至影响次日的精神状态和工作效率。失眠可能由多种因素引起，例如压力、焦虑、抑郁、环境变化、药物不良反应等。在通常情况下，失眠可分为短期失眠和慢性失眠。短期失眠通常是由于突发的生活事件或骤增的压力引起，持续时间在 3 个月内。而慢性失眠则是持续时间至少超过 3 个月，且每周失眠发生次数超过 3 次。

失眠不仅会影响个人的日常生活和工作，还可能导致一系列的健康问题，如疲劳、记忆力下降、注意力不集中、情绪不稳等，长期失眠还可能增加罹患糖尿病、肥胖、高脂血症等疾病的风险。此外，失眠甚至会导致情绪低落或消极悲观，它已成为全球广泛关注的公共卫生问题。临床上对于失眠的定义可以理解为在较长时间内睡眠数量和质量降低，但并非处于无睡眠状态。由于夜间睡眠不足，日间可能出现精神萎靡，记忆力和注意力也将受到影响。失眠从根源区分，还可以分为继发性失眠和原发性失眠，前者通常继发于生活事件或其他躯体、精神疾病，后者又称为心理生理性失眠。

二、失眠的中医理论

在中医理论中，失眠属于"不寐"范畴，是涉及多个脏腑功能失调的病理表现。《黄帝内经》指出："卫气不得入于阴，常留于阳，则阳气虚，故目不瞑。"这表明卫气循行不规律是导致失眠的重要原因之一。此外，情志不遂、饮食不节、劳逸失衡、体质虚弱等因素也可导致阴阳失调，引发失眠。那如何正确理解这些术语的中医注释呢？情志不遂指的是长期精神紧张、思虑过度等，导致心肝气郁，化火上扰心神；饮食不节指的是过食辛辣油腻之物，损伤脾胃，湿热内生，上扰心神；劳逸失衡指的是过度劳累或久病体虚，耗伤气血，心脾两虚，心神失养；体质虚弱指的是大病之后，正气未复，心脾两虚，心神失养。

三、失眠的中医护理原则

根据失眠的成因，中医护理注重整体观念和辨证施护，即根据失眠患者的不同属性制订个性化的治疗方案。常见的证型有肝郁化火、心脾两虚、心胆气虚等，治疗时针对不同证型选用疏肝解郁、益气养血、安神定志等方剂。此外，中医综合调护则是运用中药、针灸、推拿等多种手段综合调理患者的身心状态。预防为主和身心并治也是非常重要的两个概念，前者注重疾病的预防和早期干预，防止病情进一步恶化，后者则是既关注患者的身体症状改善，也重视心理层面的疏导和支持。

四、失眠的中医特色调护

目前失眠的中医特色调护包括中药治疗、针灸疗法、推拿按摩、情志调摄、饮食调养、中医音乐疗法等。

中药治疗可分为口服和外用。中药口服通过中医特有的辨证论治，根据患者的具体病情选用相应的中药方剂进行治疗，如心肝气郁者可用逍遥散、心脾两虚者可用归脾汤等。中药外用是中医外治法的组成部分，所治疾病的范围涉及全身各个系统，中药外治通过施药于外而作用于内，可避免口服经消化道吸收所遇到的多环节灭活作用及药物内服带来的某些不良反应，疗效明确。中医内病外治法起始于《黄帝内经》，形成于张仲景，发展于吴师机。清代外治专家吴师机指出："外治之理即内治之理。外治之药即内治之药，所异者法耳"，可谓见解独到而精辟。

针灸疗法则是对失眠患者精选穴位并给予针灸，帮助患者调节阴阳、疏通经络。研究表明，针灸能通过刺激穴位来调节气血运行和脏腑功能，对大脑皮层起到调节作用，改善患者的睡眠状况，常用的穴位有百会、安眠、神门等。

推拿按摩也是中医调护的重要组成部分。通过对失眠患者的特定部位的按摩来舒缓肌肉紧张和情绪压力能帮助患者调节气血、通畅经络、调和五神、安宁元神，有效改善患者的睡眠质量。相关研究证实，推拿按摩能有效改善患者的睡眠质量，缓解患者的焦虑状况。

在中医治疗失眠的方法中，除了传统的药物治疗，还包括情志疗法等非药物的干预方法。此疗法主要包括心理疏导、情绪管理、放松训练等方法，目的是帮助患者调整情绪，缓解精神压力，从而改善睡眠状况。研究表明，艾灸结合中医情志护理对失眠有显著的效果，接受这种治疗的失眠患者，他们的睡眠时间明显延长，夜间觉醒次数减少，临床治疗效果也有所提高。

中医认为，饮食调养可以起到提高机体免疫的作用，合理的饮食习惯和食物选择也可有助于改善睡眠质量，例如，避免过量摄入刺激性食物，如辛辣、油腻、咖啡因等。同时，应该增加一些有助于睡眠的食物，如富含色氨酸和 B 族维生素的食物。

中医音乐疗法是一种利用传统音乐的节奏、旋律和音色来调整人体内外环境的平衡，从而达到改善睡眠的作用。研究表明，中医音乐疗法可以显著改善失眠患者的睡眠质量和精神状态，接受此疗法的患者，他们的睡眠时间和深度均有所提高，而且精神状态也得到了明显的改善。

五、结语

中医护理在失眠治疗方面具有独特优势。通过个体化、综合性的调护及身心并治的模式能够有效地改善患者的睡眠质量和身心健康。同时，中医护理还注重预防为主和早期干预以降低疾病对患者生活质量的影响。当面对失眠时，我们可以运用中医护理技术，使得身心得以舒缓，享受美好的梦境。

（沈之奕）

作者简介

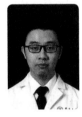

同济大学附属精神卫生中心（上海市浦东新区精神卫生中心）中西医结合睡眠诊疗中心护士

擅长运用中西医结合失眠康复护理基础理论、中医康复适宜技术、睡眠监测治疗技术等帮助患者解决失眠困扰。

沈之奕

书法治疗也能改善不寐吗？

　　不寐是一种中医病名，就是现代医学中所说的失眠，是一种发病率在日渐升高的全球性疾病，表现为入睡困难、眠浅、易醒、早醒、睡眠时长短、醒后疲倦乏力等，进而导致情绪障碍、认知功能下降等不良损害。这可能与饮食不当、情绪不佳、过度劳累等因素有关，或是由心脑血管病、糖尿病等病理因素引起的一种临床疾病。调查显示，我国目前近 1/3 的人群存在不同程度的不寐，正影响着我们的生活质量。

一、不寐的中医疗法有哪些?

　　不寐的中医治疗尤其独到优势，中医认为不寐多由邪扰心神或心神失养所致，以调整脏腑阴阳为原则，根据躯体差异辨证论治，给予个体化的治疗。治疗方法有服用改善失眠的中药汤剂或食补，如莲子、灵芝、银耳、酸枣仁汤等；按压和针刺神门穴、安眠穴等；拔罐或者艾灸、耳穴埋针等；佩戴香囊、熏香、药枕、中药泡澡等外治法；八段锦、太极拳等功法锻炼等，都可以在不同程度上改善患者的不寐症状且不良反应较小。

二、中医与书法

中医作为我国的医学瑰宝，植根于中国古代文化土壤，是中华民族在生活与生产实践中，逐渐积累并不断发展而形成的具有独特理论风格和丰富诊疗经验的传统医学体系。而书法，则是人们以毛笔作为书写工具，通过不同技法如用笔、结构、章法等表现出的一种艺术形式。中医与书法有很多相通之处：一是二者同宗同源：中医与书法都是中华传统文化的重要一部分，有着几千年的底蕴，是老祖宗留下来并将继续代代相传。书法从刻在乌龟甲壳或动物骨头上的人类最早的文字甲骨文，到篆书、汉隶直至楷书、行书、草书，代代传承，持续发展。中医也有数千年的历史，其核心为阴阳五行学说，以整体观念和辨证论治为重要手段，以脏腑经络为生理、病理基础。二是二者内涵相近：正所谓书法中的"书为心画"与中医的"以心为本"，都是将心理过程用外在的形式表现出来。三是情志相似：书法讲情志，喜怒哀乐在书法的一笔一画、纸墨融合中体现的淋漓尽致；中医更讲情志，七情六欲或将影响人的身心健康状况。四是书医相彰：不少书家都通晓中医，而医者擅书也是古来有之。古代名医既要字好，又要医术高，以书法为载体将经典名方呈现，比如黄庭坚的《方药墨迹》就是书法艺术和药方完美结合的典型代表。五是修身养性：中医注重养生，中医学认为一个人应该顺应自然界的变化规律、淡泊名利、修身养性，才能健康长寿。而练习书法即是练气，有助于怡心养性，对于人的精神、五脏均具调节作用，让人延年益寿。

三、传统书法治疗

传统书法治疗是一种结合中国传统书法、中医理论和心理医学的治疗方法。它主要通过控制毛笔的动作，以促进整体健康情况，或作为辅助疗法来改善与知觉、认知和情绪相关的疾病。传统书法治疗具有悠久的历史和深厚的文化底蕴，近年来，随着人们对身心健康的重视，传统书法治疗也逐渐受到关注，并成为一种独特的心理治疗方法。它不仅可以调节身心平衡，还可以提高人们的审美能力和文化素养。但需要注意的是，传统书法治疗虽然在心理调适方面具有一定的疗效，但并不能完全替代常规的治疗方法。若出现严重心理问题，建议及时就医寻求帮助。

四、书法之修"身"养"性"

书法与身心健康有着密不可分的关系。研究表明，通过书法治疗对心理健康有诸多宜处。古人在其书法理论中也提及过二者之间的关系，认为在书写的整个过程可以产生放松、愉悦、专注等良好情绪，与静坐和冥想有异曲同工之处，有助于书写者的修"身"和养"性"。张旭通过书写其擅长的草书来宣泄其主观情感。苏轼云："忧愁不平气，一寓笔所骋"，通过书写抒发心中愉悦之情，亦可宣泄心中愤懑之气。宋代书法家、文学家欧阳修则把书法艺术称之为"乐其心"的艺术，表达了书法有促进心理健康和调节情志的作用。

关于现代书法艺术和心理健康的研究，代表人物为香港大学著名心理学高尚仁教授，他的代表作《书法艺术与心理学》，首次尝试运用心理学研究分析书法创作。他认为整个书写过程能让书写者心率和呼吸频率减慢、降低血压、扩张脑血管等；书写时肌肉放松，能使人愉快、轻松、清净和注意力集中，并能发挥学习潜能，调节情绪，增强自信心。

同时，也有观点认为练习书法的过程能够发挥调节神经与兴奋程度的作用，因为练习时要求书写者达到高度注意、心神松弛的状态，这能够促进书写者缓解精神紧张、减轻心理压力、降低肾上腺素分泌，所以练习书法者的主观不适感会比没有练习书法时低；书写者在书法练习过程中通过调节心神，对心理和生理活动产生有益的影响；练习书法能够提高书写者的自信心和人际交往能力，陶冶情操等。

此外，研究也指出不同的书体可以诱发不同的心理效应，从而得到不一样的治疗效果，如篆书章法平整划一，表现出含蓄美，其平正安稳的特点适合高血压、冠心病患者的治疗；楷书端庄工整、结构紧密，有助于培养沉着稳重的性格，适合焦虑紧张、高血压、心律紊乱患者的治疗；行书字体灵多变、洒脱飘逸，有助于培养书写的灵活性和应变能力，适合抑郁症、自闭、强迫型人格患者的治疗等。

五、传统书法治疗与不寐

随着社会经济和生活方式的改变，人们逐渐意识到睡眠健康的重要性，通过情志调节解决不寐问题或许是个不错的选择。如今生活节奏加快，社会压力骤增，加之各类疾都可能成为引起不寐的主要原因。通过传统书法治疗，人们可以缓解焦虑、担忧或愤怒，把全部注意力聚焦于笔墨中，让身体逐渐进入一种冥想状态。这种状态有助于释放内心压力，舒缓紧张情绪，从而改善睡眠质量。

同时，练习书法需要运用手、眼、身、脑等多个器官，这种全身性的运动可以促进血液循环，加快新陈代谢，调节神经系统兴奋与抑制功能，保持平衡状态。此外，书法练习还能调整内脏器官，有助于治疗慢性疾病，从而间接改善不寐问题。特别是当我们欣赏完成的书法作品时，也可以唤起和激发观者的精神面貌，有益于调节情绪、陶冶情操、调节呼吸、放空心灵，延长我们的睡眠时间。

简言之，传统书法治疗作为国之瑰宝，在艺术表达的同时，帮助我们修"身"养"性"，改善不寐。

（连　城）

作者简介

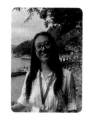

连　城

同济大学附属精神卫生中心（上海市浦东新区精神卫生中心）主管护师

从事精神心理专科护理10年，熟练掌握精神科常规护理操作，有丰富的护患沟通技巧，能与患者建立良好的信任关系。

在核心期刊发表学术论文多篇；擅长运用书法开展心理康复治疗和中医护理技术科普宣教。

中医运动疗法有助于睡眠

在繁忙而充满压力的现代生活中，良好的睡眠已成为一种不可多得的奢侈品。我们可能每天都与各种原因所致的失眠作"斗争"，希望找寻解决方案以改善我们的睡眠质量。根据中国睡眠研究会等机构发布的数据，中国目前有超过 3 亿人存在睡眠障碍，成年人失眠的发生率高达 38.2%，这意味着每 10 个人中就有近 4 个人经历着失眠的困扰。相比之下，WHO 对全球睡眠障碍的评估是 27%，这意味着我国目前的失眠人群远高于其他国家。

一、失眠与运动

导致失眠的原因有很多，在众多影响因素中，缺乏运动是一个尤为显著的原因。研究显示，在缺乏运动的人群中失眠的发病率高达 40%，明显高于坚持运动的人群。相比之下，每天保持适量运动，可有效提升人们的睡眠质量。根据中国睡眠研究会 2021 年发布的报告，坚持运动的人群中仅有约 10% 的人存在失眠困扰。通过运动可以释放压力、调节身体机能，能更快地进入深度睡眠，睡眠时间也相对更长。报告中还指出，晨起运动的人群睡眠质量则最佳，其中睡眠质量评价为"非常好"和"比较好"的占比高达 55%。

同时，长期缺乏充足的体育活动不仅影响睡眠质量，还会对身体健康状态产生直接的负面影响。在欧美发达国家，人们非常热衷于运动，随处可见人们运动的身影，主要以慢跑、游泳、健身等有氧运动为主，这些运动可以强身健体，帮助身体放松、缓解压力。此外，先进的健康理念也鼓励人们积极投身运动，通过运动提升自身免疫力，这也为改善睡眠提供有力支持。

受文化差异影响，我国人群的运动现状则不尽相同。虽然越来越多的人开始意识到运动的重要性，但由于繁重的工作压力或快速的生活节奏，无法安排运动时间，这在一定程度上增加了失眠的风险。同时，酗酒、应酬、加班、熬夜、夜宵等不良生活习惯也可能导致失眠。

运动对睡眠的益处还表现在可以消耗机体多余的热量，能让身体快速进入深度睡眠状态。其次，运动能舒缓压力和焦虑，有助于放松身心，快速恢复活力。同时，运动还可以调节体温和代谢，使身体始终保持在平衡状态，有助于维持稳定的睡眠觉醒节律。

二、中医运动疗法

1. 八段锦

八段锦是一种传统的中医运动疗法，起源于北宋时期，距今已有八百多年的历史。整套动作被古人形象地比喻为"锦"，意味着其动作舒展优美，如丝如锦，充分地体现了编排精致和动作流畅的特点。

八段锦是由八节动作组成，每节动作可以针对特定的身体部位和功能进行锻炼。这些动作通过左右对称、前后协调和上下协同的操作技巧，实现全身气血的顺畅运行，从而达到强身健体的效果。具体来说，八段锦的每节动作都有其独特的功效。例如，"两手托天理三焦"可以调理身体的上、中、下三焦，改善气血流通；"左右开弓似射雕"则可以锻炼肺经，提高呼吸功能；"调理脾胃须单举"能够调和脾胃，改善消化功能。

此外，八段锦还具有上手容易、强度可调节的特点。相比其他运动，它可以用更小的体力代价实现有效地锻炼。同时，它也是一种轻量但有效的运动，对锻炼平衡力、增强呼吸功能、增肌、正筋骨等都有帮助。而且，八段锦自带松弛感，有助于解压、稳定情绪，是一种让心情回归宁静的好方法。

总体而言，八段锦是一种适合各年龄段人群练习的健身运动，不仅简单易学，而且效果显著。通过坚持练习，可以改善身体的各种不适，提高生活质量。以下是八段锦的8个基本动作：

（1）两手托天理三焦：站直，两脚与肩同宽，双手上举至胸前，然后翻掌向上托举，同时抬头看手，然后放松还原。这个动作可以调理三焦，改善气血流通。

（2）左右开弓似射雕：左脚向左开步，两掌向上交叉于胸前，然后左掌向左推出，同时右臂内旋，右手向右拉至右胸前，如开弓射箭之势。然后右手向右推出，左手回收，左右交替进行。这个动作可以锻炼肺经，提高呼吸功能。

（3）调理脾胃须单举：站直，左手掌根上撑，上举至头左上方，右掌根下按。然后左臂下落于腹前，一左一右做三次。这个动作可以调和脾胃，改善消化功能。

（4）五劳七伤往后瞧：站直，两脚与肩同宽，两臂自然下垂，头向后转动，目视左斜后方，稍停。然后头转正，再向右转动，目视右斜后方。这个动作可以舒缓颈部和肩部的压力，改善五劳七伤。

（5）摇头摆尾去心火：身体微屈，两腿半蹲为马步，双手扶膝，头向左摆，同时左膝伸直，右膝弯曲。然后头向右摆，同时右膝伸直，左膝弯曲。这个动作可以调理心火，改善心烦意乱、失眠等症状。

（6）两手攀足固肾腰：站直，两臂上举，俯身，两手攀足，尽量触及地面，然后抬头，两臂上举。这个动作可以固肾壮腰，改善腰膝酸软等症状。

（7）攒拳怒目增气力：左脚向左开步，脚蹬马步，两掌握拳于腰侧，大拇指在内，拳眼向上。左拳向前冲出，拳眼向上，怒目而视，左拳变掌，再旋腕握固成拳，收回腰处。然后换右拳，左右交替进行。这个动作可以增强肌肉力量，改善气血循环。

（8）背后七颠百病消：站直，两脚跟提起，头上顶，稍停，目视前方。然后两脚跟下落，轻震地面。这个动作可以放松全身，调和气血，消除百病。

值得注意的是，在做八段锦的时需要配合呼吸，尽可能做到深呼吸，同时动作要缓慢、柔和、连续，不宜憋气或用力过猛。

2.五禽戏

五禽戏也是一种传统的中医运动疗法，由东汉末年名医华佗创立，通过模仿虎、鹿、熊、猿、鸟五种动物的动作和姿态来锻炼身体。五禽戏的动作可以舒展身体，缓解肌肉的紧张和疲劳，有助于放松身心，从而改善睡眠质量。特别是其中的鸟戏，通过模仿鸟的飞翔动作，可以调和呼吸，疏通经络，增强肺的呼吸功能，有效缓解因呼吸不畅导致的失眠症状。同时，五禽戏的练习还可以调适心情，缓解压力和焦虑，有助于快速进入深睡眠。但在练习五禽戏时，需注意选择适当的时间，应避免在睡前进行，可能影响睡眠。

三、注意事项

要想通过中医运动疗法改善睡眠质量，合理安排运动时间至关重要。我们应该根据自己的身体状况和生活习惯，选择适合的运动时间和强度。过度运动或睡前进行剧烈运动可能身体过于疲劳或兴奋，反而影响睡眠质量。通常，晚餐后 2 小时进行运动更有利于我们的夜间睡眠，这个时间段既可以避免饭后即刻运动增加胃肠负担，又可以确保运动后身体有足够的时间进行恢复和放松。同时，我们还需要注意避免在临睡前进行剧烈运动，容易导致中枢神经的兴奋。

四、寄语

中医运动疗法运动作为一种健康的生活方式，可以显著改善我们的睡眠质量。通过合理安排运动时间、选择适合自己的运动方式和强度，帮助我们快速入眠。同时，要保持规律的作息，创造舒适的睡眠环境等，减少影响睡眠的不利因素。我们也要关注自己的身体状况和反应，根据实际情况调整运动计划，确保运动与睡眠的和谐共存。只有这样，我们才能真正享受到运动带来的身心益处，拥有一个健康、美好的生活。

最后，我们鼓励大家能将中医运动疗法纳入日常生活中，尝试将其与睡眠改善方法相结合。让我们从今天开始，用运动迎接每一个美好的夜晚，拥有更好的睡眠体验吧。

（陈慧婷）

作者简介

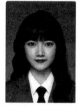

陈慧婷

上海中医药大学护理专业本科

同济大学附属精神卫生中心（上海市浦东新区精神卫生中心）中西医结合失眠诊疗中心护士

擅长非器质性失眠症、焦虑障碍等问题的中西医结合康复和护理。

参考文献

[1] 叶锦聘，叶娥明．放松训练干预措施对广泛性焦虑症患者康复效果的影响 [J]．中国医药科学，2020，010（002）：139-142.

[2] 吴瑶，余浩，邹韶红．双相障碍与睡眠障碍共同致病基因的研究进展 [J]．神经疾病与精神卫生，2023，23（10）：748-752.

[3] 李冰，卞清涛．双相障碍合并睡眠障碍的发病机制及治疗进展 [J]．神经疾病与精神卫生，2021，21（03）：202-207.

[4] 中国睡眠研究会．2022 中国国民健康睡眠白皮书．2022.

[5] 江海峰，赵敏，刘铁桥，郝伟．镇静催眠药合理使用专家意见 [J]．中国药物滥用防治杂志，2021，27（2）：103-106

[6] 李践一，杨海燕，王海棠．整合家庭成员认知行为治疗对老年慢性失眠的干预 [J]．山西医药杂志，2020，49（13）：1677-1681.

[7] 刘昕奇．如何护理老年失眠症患者 [J]．人人健康，2023，（22）：128.

[8] 孙蓓婕，王健英，黄宸蔚，等．不同芳香中药产品对睡眠的影响初探 [J]．中外医疗，2021，40（18）：174-178，191.

[9] 陈丽萍，韩棉梅，傅思媚．电针联合重复经颅磁刺激治疗脑卒中后抑郁伴失眠的临床研究 [J]．广州医药，2021，（52）：6-10.

[10] 黄娟娟，陆艳，朱明跃．超低频经颅磁刺激治疗脑卒中

后长期失眠老年患者 1 例 [J]. 按摩与康复医学，2021，12（8）：23-24.

[11] 焦雅丽，解雅英，于建设. 不同麻醉药对睡眠剥夺大鼠脑脊液 Aβ 和 tau 蛋白浓度的影响 [J]. 中华麻醉学杂志，2021，41（10）：4.

[12] 王敏君，吴子建，吴立斌，等. 事件相关电位 P300 在失眠患者与健康对照者中比较研究 [J]. 辽宁中医药大学学报，2021，23（6）：91-95.

[13] 徐松. 基于面部表情分类及相关 ERP 对慢性失眠患者情绪感知特点的研究 [D]. 山东大学，2021.

[14] Rosenberg, R. P. Prevalence, Impact, and Burden of Insomnia and Discussing It with Patients. J Clin Psychiatry. 2021 Mar 16; 82(2):EI20008BR1C.

[15] Van Someren EJW. Brain mechanisms of insomnia: new perspectives on causes and consequences[J]. Physiol Rev. 2021 Jul 1; 101(3):995-1046.

[16] 张文君. 青少年睡眠问题在情绪问题发展中的作用——基于长期发展和短期实时过程的研究 [D]. 华东师范大学，2023.

[17] 吴义美. 失眠人群的注意偏向及数字化认知行为疗法对其的影响研究 [D]. 上海师范大学. 2023.

[18] Zhang S, Yu C.The Link between Sleep Insufficiency and Self-Injury among In-School Adolescents: Findings from a Cross-Sectional Survey of Multi-Type Schools in Huangpu District of Shanghai, China[J]. Int J Environ Res Public Health.

2022 Nov 24；19(23)：15595.

[19] 田思玮，宋军，翟玉珍，等 . 八段锦导引法对失眠患者睡眠质量的影响 [J]. 中医药临床杂志，2022，34（2）：332-335.

[20] 于臻，马妍，张琳琳，张玉莲 . 成人不寐患者中医证候临床流行病学预调查 [J]. 天津中医药大学学报，2020，39（2）：173-178.

[21] 郝伟，陆林，李涛，等 . 精神病学 [M]. 第八版，人民卫生出版社，2022：195-198.

[22] 蒋境兴，李宁，赵琳儒，李杰，张雅筠，倪艳，郝旭亮 . 中药防治失眠作用机制研究进展 [J]. 辽宁中医药大学学报，2022，24（1）：178-181.

[23] 张守春 . 心理针灸术探索与实践中医心理针灸术 [C]// 第六届国际中医心理学大会专家报告集 .

[24] 刘亚飞 . 祛除焦虑紧张请练——放松功 [J]. 武当，2021（9）：56-60.

[25] 赵非一，等 . 三线放松功锻炼对防治老年前列腺手术术后早期认知损害的研究 [J]. 首都体育学院学报，2021，33（4）：396-406.

[26] 蒋婧，等 . 基于现代文献探讨气功适宜疾病 [J]. 中国医药导报，2020，17（24）：157-160.

[27] 赵丹，等 . 三线放松功治疗老年人失眠的疗效观察 [J]. 江西中医药大学学报，2020，32（4）：40-42.

[28] 张海波 . 功法强身，不再"癔愁"莫展 [J]. 中医健康养生，2020，6（1）：52-55.

[29] 丁省伟，储志东，范铜钢 . "五禽戏"养生文化的历史流变及生命内涵 [J]. 武汉体育学院学报，2021，55（8）：65-70.

[30] 李鹭，吴章鹏，刘薇，等 . 健身气功五禽戏对人体健康的影响研究 [J]. 饮食保健，2021（29）：115.

[31] 包莹莹，庄咏梅，车培，等 . 改良五禽戏促进老年脑卒中病人呼吸功能的临床研究 [J]. 实用老年医学，2023，37（5）：444-448.

[32] 郭月月，薄祥敏，刘胜凤，等 . 健身气功五禽戏在透析患者肌少症运动康复中的应用研究 [J]. 护士进修杂志，2023，38（20）：1865-1869.

[33] 马春霞，范卉，周和玲，等 . 五禽戏之猿戏对轻度认知障碍患者焦虑、抑郁及睡眠质量的影响 [J]. 现代医药卫生，2023，39（23）：3986-3990，3996.

[34] 张华，钟志兵 . 中医保健气功五禽戏近三年研究进展 [J]. 江西中医药，2020，51（10）：77-80.

[35] 罗乃搏，董波 . 八段锦对冠心病病人焦虑、抑郁及心绞痛发作频率影响的 Meta 分析 [J]. 中西医结合心脑血管病杂志，2021（13）：2133-2137.

[36] 向文秀，张彦，简爱萍，等 . 八段锦用于心脏康复的临床研究进展 [J]. 中西医结合心脑血管病杂志，2020（19）：3216-3219.

[37] 张玲玲，黄彩霞 . 八段锦康复训练对老年脑卒中偏瘫患者肢体运动功能、日常生活和生活质量的影响 [J]. 中国老年学杂志，2021（21）：4620-4622.

[38] 朱胜伶，王传池，何嘉莉，等 . 八段锦对糖尿病患者糖脂代

谢干预效果的 Meta 分析 [J]. 世界科学技术 - 中医药现代化，2020（5）：1478-1486.

[39] 郑红丽，金鑫，王凤娟，等 . 八段锦联合耳穴贴压改善双相情感障碍病人睡眠质量的临床观察 [J]. 中西医结合心脑血管病杂志，2020（22）：3889-3891.

[40] 倪婷，孙莉，高玲，等 . 红黄煎剂联合八段锦对老年乳腺肿瘤化疗患者负性情绪、疲乏程度及生活质量的影响 [J]. 临床与病理杂志，2021（9）：2012-2017.

[41] 王芳，苏文理，谢小红，等 . 八段锦结合中医情志管理在广泛性焦虑伴失眠患者中的应用效果探讨 [J]. 中医药导报，2022，28（9）：75-79.

[42] 赵田芊，晋松，张迪，等 . 八段锦训练治疗髌腱末端病的随机对照：改善疼痛、肌肉柔韧性及下肢平衡稳定性 [J]. 中国组织工程研究，2022，26（11）：1662-1668.

[43] 蔡瑜，郑红云，周园园，等 . 八段锦 I 期心脏康复运动对急性心肌梗死经皮冠脉介入术后患者心肺功能及睡眠质量的影响 [J]. 中国医药导报，2022，19（25）：172-175.

[44] 付俊香，王爱敏，周云平，等 . 八段锦对维持性血液透析患者睡 2021.04.012.

[45] 唐一力 . 中医如何治疗不寐 [J]. 东方药膳，2021（16）：6.

[46] 尹胜燕 . 百会穴治疗失眠近 5 年研究进展 [J]. 中医学，2023，12（1）：7.

[47] 周月，祁向争，李萌 . 中脘穴临床应用探析 [J]. 当代医药论丛，2022，20（24）：140-142.

[48] 林玉敏，江钢辉，李瑜欣，等.艾灸"气海穴"和"关元穴"对慢性疲劳模型大鼠的行为学及免疫系统的影响[J].上海中医药杂志，2017，51（6）：4.

[49] 辛思源，郭建恩，李春华，等."相对穴"申脉－照海对刺法的临床应用[J].中文科技期刊数据库（全文版）医药卫生，2022（1）：4.

[50] 吕媛，袁亚宁，杨海侠，等.补阴泻阳穴位按摩法对失眠症患者睡眠质量及心理状态的影响[J].临床医学研究与实践，2021，6（6）：3.

[51] 王东岩，张博洋，邓若冰，等."大脑功能偏侧化"理论与针灸"双向调节"作用探析[J].针灸临床杂志，2021，37（2）：1-5.

[52] 袁欣瑶，朱博文，宋鸿权.沈氏经络点穴推拿治疗焦虑性失眠40例[J].浙江中医杂志，2022，57（2）：2.

[53] 龚鉥.艺术心理治疗[J].临床失眠症学杂志，4（4）：231.

[54] 费明，成祖伟，王善澄.书法训练评价表的编制与信度检验[J].上海精神医学，164-165.

[55] 刘晋洪，刘文英.住院失眠症患者书法绘画治疗效果分析[J].中国康复，（3）：190-192.

[56] 林月波.汉字书法教育对高等中医院校学生心理健康的作用[J].教育教学论坛，2020（50）：329-331.

[57] 任鑫睿，刘莎，杨志宏，等.非药物疗法治疗失眠的研究进展[J].陕西中医药大学学报，2021，44（4）：130-134

[58] 高尚仁中国书法治疗[M].香港大学出版社.

[59] 李建平，张平，王丽芳等 .5 种基本情绪自主神经反应模式特异性的实验研究 [J]. 中国行为医学科学，（03）：69-71.

[60] 何静文，苏彤，唐云翔 . 关注睡眠，关爱健康：《中国睡眠研究报告 2023》解读 [J]. 海军军医大学学报，2023，44（1）：1261-1267.

[61] 龚明俊，唐桥，谭思洁等 . 运动干预对睡眠障碍的影响及作用机制研究进展 [J]. 四川大学学报（医学版），2024，55（1）：236-242.

图书在版编目（CIP）数据

睡个好觉：失眠症的中西医结合治疗 / 孙喜蓉，童捷，高利民编 . — 上海：上海科学普及出版社，2024.4
ISBN 978-7-5427-8755-2

Ⅰ . ①睡… Ⅱ . ①孙… ②童… ③高… Ⅲ . ①失眠—中西医结合—治疗 Ⅳ . ① R749.705

中国国家版本馆 CIP 数据核字（2024）第 101118 号

责任编辑　丁　楠

睡个好觉

孙喜蓉　童　捷　高利民　主编
上海科学普及出版社出版发行
（上海中山北路 832 号　　邮政编码 200070）
http://www.pspsh.com

各地新华书店经销　　　　江苏图美云印刷科技有限公司
开本　889×1194　　1/32　　印张　8.75　　字数 210 000
2024 年 8 月第 1 版　　　　2024 年 8 月第 1 次印刷

ISBN　978-7-5427-8755-2　　　定价：78.00 元